機長の「健康術」

小林宏之

阪急コミュニケーションズ

健康管理は「技術」

私は、日本航空のパイロットとして乗務し続けた42年間、時差との闘いのなかで世界中の空を飛びながら、病気でフライトを休んだことも、自己都合でフライトを別の乗員に交替してもらったことも、一度もありませんでした。

これは、日本の大手航空会社では、それまであり得なかった記録で、今後も破られることはまずないであろうスゴイことだと、我ながら思っています。

この記録は、健康であったから成し得た記録です。健康のありがたさをしみじみと感じずにはいられません。また、私の健康の維持増進に直接的、間接的に関わってくれたすべての人々に感謝しています。

しかし、パイロットになった当初から、健康を意識して、健康に良いことをやってきたわけでもなく、42年間にわたって、まったくの健康だったかというと、決してそうではありません。

もちろん、多くの人命をあずかる機長として、心身ともに健康な状態でフライトに臨めるよう努力することは、当然のことです。とは言っても、常に万全な健康状態を維持するというわけにはいきませんでした。

自分の健康状態に点数をつけるとしたら、まったく非の打ちどころのない100点満点など、一度もありませんでした。自分の健康状態を、どんなことがあっても、何とか許容範囲内にコントロールしてきただけです。

同様にフライトに関しても、42年間、100点満点のフライトなど一度もできませんでしたが、どんなことがあっても、かならず許容範囲内のフライト（オペレーション）をすることができ、多くの方々のおかげで、無事故を全うすることができました。

安全運航を全うできた大きな要因のひとつは、飛行機が安全に飛べるように、地上で日夜、整備をしてくれる整備士のおかげです。整備を表す英語「maintenance」は、「maintain（維持する）」という動詞からきています。つまり、飛行機の整備は、飛行機の健康を〝維持する〟ということなのです。

飛行機は、整備と運航という両輪で、許容範囲内の安全運航を確保しています。車も同じように、日々の点検や定期点検整備によって車の健康を維持し、運転する人の運転マナーによって、安全運転が確保されています。

人間の健康も、日常の手入れや定期健康診断などのメンテナンスと、オペレーションに相当する日々の生活習慣によって支えられています。

自分の健康管理、すなわち身体と心のメンテナンスも、オペレーションも、本人の意志と習慣によるところが大部分です。決して、先天的に健康な身体をもっていなければいけないわけではありません。

健康を維持し、増進するための健康管理は、自分をコントロールするマネジメントであり、習慣である要素が大きいのです。このことは、42年間のパイロット生活で、自分自身の健康を常に許容範囲内に維持してきた経験から、確信をもって言えます。

ただし、私も最初から意識して、健康管理をし続けてきたわけではありません。むしろ若い頃は、健康とは無縁な生活態度を送っていました。

たとえば、焼肉屋に食事に行けば、最初に肉を5、6皿注文し、焼いて食べながら、まだ皿に肉が残っているのにもかかわらず、さらに数皿も注文して、ひとりで10皿くらいは平らげていました。それだけ肉を食べていれば、同時にビールや日本酒の量も増えてしまうのは、当然の成り行きです。

また、アルコールだけでなく甘いものにも目がない私は、かりんとう、羊羹、大福餅といったものを、よく間食にしていました。

もし私が、半年に一度は厳しい身体検査を受けて、それに合格しなければ飛行機に乗務することができないパイロット以外の職業に就いていたとしたら、40歳前後で心筋梗塞か脳梗塞で命を落としていたか、それより長生きできたとしても糖尿病に苦しんだのではないでしょうか。

幸い、37歳のときの航空身体検査で、肥満度と尿酸値の高さを指摘され、「このままでは飛べなくなってしまう」という危機感が生まれました。そこで急激な減量を行なったのですが、案の定リバウンドという大失敗をしてしまいました。

この痛い反省から、自分の健康のため、いつまでもパイロットとして飛ぶために、自分の身体をメンテナンスし、正しい生活習慣の構築に向けて自分をコントロールするようになりました。

前述したように、機長として飛び続けるためには、半年に一度の厳しい航空身体検査に合格する必要があります。私の場合、50歳頃からは、60歳を超えても飛び続けるのだ、という明確な目標をもって、自分の健康管理をしてきました。無事定年を全うした後は、嘱託パイロットとして65歳まで飛び続けたいという目的意識が、健康管理の大きな推進力となりました。

医療職とは縁遠いパイロットの私ですが、健康に関する情報を得るため、

２００４年、58歳のときに「日本抗加齢医学会」の正会員となりました。学会が主催する総会でのセミナーのほか、一般公開のセミナーや学会の会報誌などを通じて、健康や抗加齢（アンチエイジング）について学んでいます。医療機関に招かれて講演を行なった際には、そこで知り合った医師や看護師の方々から、より高度な医学的知識を積極的に吸収するよう心がけました。

健康で長生きするための食生活や運動などに関する新しい知識を、医療界から直接学び、それを日々の生活のなかで活かすよう努力したのです。

60歳に近づくと、まずは63歳まで、さらにライセンスが発給される最高年齢の65歳まで飛び続けて、後に続く後輩パイロットたちの目標になろう、パイロットだけでなく、超高齢化社会に向かっている日本の社会において、その気になれば、いつまでも元気に現役で働けるのだということを身をもって示そう、という思いから、医学界から学んだ知識をもとに、健康管理に取り組んできました。

その効果もあり、63歳を超えても飛び続けた機長は、日本航空では私が初めてのケースとなりました。65歳まで飛び続けることが目標であり、その予定でもあったのですが、日本航空の経営破綻に伴い、残念ながら63歳６か月で翼を降ろすことになりました。

しかし、この42年間の経験、体験から自信をもって言えることは、「明確な目標をもって実践すれば、誰でも自分の健康を維持・増進することができる。健康管理もひとつの『技術』なのだ」ということです。

健康を維持し、さらに増進するには、自分自身をコントロールするマネジメントが必要になってきます。それは、生き甲斐を感じ、どんなことにも興味をもち、感動し、そして感謝しながら、楽しく生きること。身体に良いことをし、心も良い方向に向くよう自分をコントロールする技術です。

健康管理が技術である以上、正しい知識と情報をもとに日頃のメンテナンスを行ない、正しい生活習慣を作っていけば、誰でも健康は維持・増進できます。

今、私はしみじみと健康のありがたさを実感し、そのことに感謝しています。翼を降ろした後も、健康であるおかげで、まだまだやるべきこと、やりたいことがたくさんあります。生涯現役を目指して、日々生き甲斐を味わうことができます。

パイロットは、自分をコントロールしてはじめて飛行機をコントロールすることができ、目的地まで飛行機を飛ばすことができます。

この本は、医療職ではない、パイロットの私が書いたものです。したがって、医学的な知識を紹介するものではありません。「健康長寿」「健康の維持増進」という誰もがもつ願いを実現するためのヒントとして、パイロットとしての経験と、そこから得た健康観や心がけといった、私なりの「健康術」を述べたものです。

何が健康に良くて、何が健康に良くないかなどということは、ほとんどの読者の方はすでに知っていることでしょう。重要なのは、知っていること、わかっていることを、自分自身がどれだけ実行し、かつ継続できるかです。

健康管理とは、そのわかっていることを実行・継続するために、自分をコントロールする技術なのです。

この本を読んで納得がいく項目があれば、是非できることから少しずつ実践していただき、自分をコントロールしながら、それを継続してみてください。この本が、読者の皆様にとって、健康で生き甲斐に満ちた人生を送るためのきっかけになれば幸いです。

機長の「健康術」◉目次

Chapter 4

健康的な生活習慣を作る——運動・睡眠・脳の習慣

◉カバーデザイン——————
ヤマダマコト(志岐デザイン事務所)
◉本文デザイン・DTP——————
萩原 睦(志岐デザイン事務所)
◉校正——————
円水社

Part

1

健康について、まじめに考えてみよう

Chapter 1

健康とは生き甲斐をもつこと

◉健康とは何か

「あなたは健康ですか?」「健康とは何でしょう?」こう問われたら、あなたはどのように答えますか。

現代社会においては、先進医療の飛躍的な進歩により、日本は今や世界一の長寿国です。超高齢化社会を迎えた今もなお、ますます健康への関心が高まり、健康食品、健康器具、健康に関する本や雑誌、さらに抗加齢に関する医学研究など、さまざまな分野で健康産業の市場が発展しており、国民の健康志向も高まっています。

この流れは、当然と言えば、当然のことです。人は昔から不老長寿を願ってきました。健康で長生きをしたいと思うのは、今も昔も変わらない人類の永遠の願いなのです。

しかし、その人類永遠の願いである「健康」とは、ただ単に病気にならない、怪我をしないことだけでしょうか。それだけで、果たして本当に「健康」だと言えるのでしょうか。

健康を維持し増進するうえでは、病気に関する知識を得ることも大切ですが、健康それ自体に関する知識や知恵を、日々の生活で実践していくことのほうが、より有効だと私は考えます。

そこでまず、「健康って何だろう?」という基本的なことから考えてみることにしましょう。

健康に関する公的な定義としては、WHO(世界保健機構)が、第二次世界大戦後まもない1948年に、以下のような定義を採択しています。

「健康とは、単に疾病や病弱といったことではなく、身体的、精神的、社会的に健全であること」(筆者訳)

その後99年に、アラブ諸国などから「spiritual」という言葉を加えるようにとの提案が出ていますが、各国さまざまな意見があり、いまだに統一見解にまでは至っていないようです。

「spiritual」は、たとえば日本語に訳してみても、「霊的な」とか「宗教上の精神的な」といった意味が含まれることになり、その捉え方は国によって大きく違ってくるでしょう。宗教や民族性が異なる国々が一致して、健康の定義のなかにこの言葉を入れるには、加盟国の調整にまだ時間がかかりそうです。

私は、この「spiritual」という言葉を「生き甲斐」と捉えることができれば、世界中の国々の人たちからも、納得が得られるのではないかと考えています。半世紀以上も前の、第二次世界大戦が終結した直後に採択された、堅くて難しい健康の定義に、「生き甲斐」という言葉を加えることで、現代にふさわしい新しい健康の概念が生まれます。その概念を推進することが、誰もが人生の目標をもって、前向きに健康の維持増進に取り組むような社会につながるのではないかと、私は思っています。

私は長年のパイロット人生のなかで、日々の健康管理を通して、健康をどのように捉えるかという「健康観」を養ってきました。

健康を医学的な概念で捉えるのではなく、もっと広義に「健康観」というものを考え、日々健康に関心をもつことが大切だと思います。そして、日々の生活のなかで生き甲斐を感じることが、健康につながっていくのだと考えています。

「生き甲斐」を感じ、人生の目標をもつこと。それが身体的、精神的、社会的な健全性に良い影響を与え、ダイナミックな健康ライフを送ることができる――これが、私が自分自身の経験から得た「健康観」です。

そして、健康については自分なりに次のように定義し、講演などの機会を通じてお話ししています。

「健康とは、単に疾病や病弱といったことではなく、身体的、精神的、社会的にバランスがとれていて、生き甲斐を感じること」

読者の皆様にも、是非自分なりの健康観をもって、健康ライフを送っていただきたいと思います。そのキーワードは、「人生の目標」と「生き甲斐」です。

◉目標をもち、生き甲斐を感じることが健康につながる

健康ライフのキーワードとして、「人生の目標」と「生き甲斐」を挙げました。

健康でなければいけない、病気になってはいけない、健康でなければ生き甲斐を感じられない、と考えるのではなく、人生の目標をもち、日々の生活のなかで、どんな小さなこと、ちょっとしたことに対しても生き甲斐を感じることによって、身体的、精神的、社会的にバランスのとれた健全な生活を送ることができる、ということです。

健康は、身体的、精神的、社会的、生き甲斐という、有機的で、多様性のある4本の柱で支えられています。たとえ病気になったとしても、心のもち方、気分転換、人との出会いなど、精神的、社会的な支えを得て健全性を補うことができれば、生き甲斐も感じられるようになります。

生き甲斐をもつことで、健康の大切さ、ありがたさも感じられるのではないでしょうか。

100パーセント完璧な安全が存在しないのと同様に、何の努力も支えもなしに、生涯まったく病気もせずに健康でいられるという保証は、どこにもあり得ません。

大切なことは、たとえ病気になっても、あるいは運悪く怪我をしてしまったとしても、人生に目標をもって、生き甲斐を感じることです。それが、身体的、精神的、社会的な健康にも影響を及ぼしていくのです。

健康のためには、このように有機的で、多様性のある、ダイナミックな健康観をもつことが大切です。

Chapter 2

健康管理は、危機管理の基礎

◉危機管理は、まず自分の健康管理から

「健康第一」「安全第一」という言葉や標語は、日頃からよく目にしますね。健康も安全も、日常生活では当たり前のことです。日常生活では、健康や安全について、特に何かを感じることも、感謝の念が湧くこともないのではないでしょうか。

しかし、いったんそれが損なわれたり、失われたりすると、健康であることのありがたさ、安全であることの大切さをしみじみと感じさせられます。日頃忘れている、何も感じない当たり前のことほど、実はもっとも大切なことなのです。

この当たり前の健康と安全を確保してはじめて、私たちは自分の夢に向かって人生を歩むことができます。

「機長としてのやりがいは何ですか?」と聞かれることがあります。私は、機長として「乗客の皆様に、何も感じさせないこと」を究極の目標とし、一便一便をフライトしてきました。

機長に課せられる最大の責務は、乗客乗員の安全の確保です。安全は、水や空気や健康と同じように、あって当たり前、何も感じないことが、一番良い状態なのです。飛行機が目的地に到着して、乗客の方々が何事もなかったかのようにボーディングブリッジを降りていく姿を見るときが、機長としてもっともやりがいを感じる瞬間でした。

2010年3月にラストフライトを迎えるに際しては、多くの新聞、テレビなどの取材を受けましたが、そのなかでは「ラストフライトにあたっての感想は?」という質問を多く受けました。それに対する私の答えは「いつもどおり」。

乗客の方々にとっては、自分が乗る飛行機の機長がファーストフライトだろうがラストフライトだろうが関係ありません。いつもと同じように、安全に目的地に到着することが大切なのです。

幸いラストフライトも、いつもどおり何事もなく、淡々と終えることができました。

あって当たり前、何も感じさせないということは、とても簡単なように見えて、実はその裏には、それなりの心構え、工夫、努力があります。

健康と同じように、あって当たり前の安全。その安全を確保するのが危機管理です。危機管理の対象は、国家や自治体、企業や団体、家庭、個人の4つに大別でき、一番大きい国家の危機管理を因数分解していくと、個人の危機管理に行き着きます。

そして、個人の危機管理の基礎であり、かつ一番大切なのが、健康管理です。つまり危機管理の基礎は、健康管理なのです。危機管理をしっかり行なって安全を確保しようとするためには、まず個人個人が自分の健康管理から始めることが重要です。

私は機長という職業柄、危機管理についての講演を多く依頼されますが、その際には、危機管理の基礎として、また実行性のある危機管理を行なうためにも、まず自分自身の健康管理をしっかりすることの大切さを強調しています。健康管理と危機管理の考え方、取り組む姿勢は、まったく同じだということを、参加者の方々にも理解していただいています。

また、自分自身の危機管理（健康管理）がしっかりできる人は、家庭内の危機管理も、組織の危機管理もしっかりとできるはずです。

◉健康管理も予防が大切

人間の活動には、かならず何らかのリスクが伴います。リスクを完全にゼロにするには、何もしないでいるしかありません。私たちは、安全という言葉を、日常生活や日々の活動において簡単に使っていますが、実は、安全などどこにも存在しないのです。

それに反して、リスクや危険は、そこかしこに常に潜んでいます。たまたま安全だったということはありますが、たまたま危険だったということはありません。危険や危機には、かならず原因や理由があります。

あって当たり前と思っている安全は、リスクや危険要素を継続的に認識し、リスクマネジメントを実行していくことによって、人的危害や財産への被害のリスクを軽減し、たとえ危害や被害が生じても、許容範囲内に押しとどめている状態を言います。

リスクマネジメントとは、【未然防止―被害局限対応―回復―再発防止】という一連のマネジメントです。危機管理はそのうちの、危機の【未然防止】と、危機が発生した場合に最悪の事態に陥らないようにする【被害局限対応】のことです。したがって、危機管理はリスクマネジメント体系の一部とも言えます。

このように、危機管理とリスクマネジメントは、学問的には分けて論じられていますが、一般社会（生活）では厳密に分けて考える必要はなく、リスクマネジメントも危機管理も、どちらも同じように考えて、実践的な行動をすればよいのです。

そして、危機が発生し、最悪の事態を防ぐ対応をした後は、元の状態、正常な状態に【回復】させて、二度と同様の危機が起こらないように【再発防止】の措置をとる必要があります。

一方の健康管理は、【予防―治療―回復―再発防止】という一連のマネジメントだと言えます。

このように考えると、健康管理も危機管理（リスクマネジメント）もひとつのマネジメントであり、しかも、まったく同じマネジメントサイクルだということがわかります。

健康管理、危機管理いずれのマネジメントのなかでも、【予防】【未然防止】が、その成否の鍵を握っています。【予防】【未然防止】を大切にすることは、健康管理、危機管理の鉄則。「予防は治療に勝る」という教えがありますが、これは健康管理における鉄則です。

健康管理における予防の大切さについては、今から2000年以上も前に中国で書かれた『黄帝内経《こうていだいけい》』という医学書の古典にも、「レベルの高い医者は、病気を治すことより、未病を治すほうが良い医者であって、病気にならないようにするのが最高の医療だ」という趣旨のことが書いてあります。

また、安全管理、危機管理の専門家の常識として、そのマネジメント全体に注ぐ人的、資金的エネルギーの80パーセント以上を【未然防止】に注ぐことが望ましい、とされています。近年、実際に多くの企業で【未然防止】により力を入れるようになっています。

健康に関しても、先人たちが残してくれた貴重な教訓「予防は治療に勝る」をしっかりと噛みしめて、活かしていきたいものです。

◉予防は生活習慣から

事故防止や不祥事などの危機の未然防止にとって、安全文化の構築がその鍵を握っています。同様に健康に関しても、予防を成果あるものにするには、健康文化の構築が土壌であり、健康の維持増進のキーポイントとなります。

「文化」というと抽象的かもしれませんが、「考え方と行動様式の習慣」と捉えれば、具体的なイメージが湧くのではないでしょうか。つまり、安全文化は、安全に関する考え方と行動の習慣であり、健康文化は生活習慣と言い換えることができます。

1958年以降、がん（悪性新生物）、心疾患、脳血管疾患が日本人の死因ワースト3を占めていますが、これらはいずれも生活習慣病と呼ばれる病気です。この生活習慣病というのは、その名のとおり、不健康な生活習慣が続くことで引き起こされる病気であることからも、日常生活において、健康に悪い習慣を避け、健康に良い習慣を積極的に作っていくことの大切さが理解できます。

予防に効果のある健康文化、すなわち生活習慣を構成しているものは、食事、運動、睡眠、ストレス対応（脳）です。食事の習慣、運動の習慣（歩く習慣）、睡眠の習慣、脳の習慣（ストレス対応習慣）という4つの習慣を、自分の目標に向かって作っていくことで、生活習慣病の予防を効果のあるものにできるのです。

Chapter 3

健康的な生活習慣を作る
——食事の習慣

安全を確保するためには、土壌としての「安全文化」の構築が大切な課題であるのと同様に、健康を維持増進するためには、「健康文化」すなわち正しい生活習慣を構築することが重要です。

そのためには、食事、運動、睡眠、ストレス対応という4本の柱を中心に、健康に良い習慣を作るよう取り組んでいきましょう。なかでも特に重要なのが、食事の習慣です。人間の身体は食べたものによってできていることを考えれば、当然のことです。

そこで、この章では、バランスをとる、美味しく食べる、よく噛む、順番を工夫する、朝食をとる、というポイントを中心に、健康に良い食習慣を作るためのヒントをご紹介します。

◉食事のバランスをとる

バランスとは、「何をどれだけ」ということです。したがって、望ましい食事のバランスとは、「何をどれだけ食べたらよいのか」ということ。

パイロットには、バランス感覚が求められます。それは、その時々の状況に即して、何に対してどのくらいの注意配分をしたらよいのか、ということです。必要なときを除いて、1点のみに集中することなく、操縦席内の計器類、外部監視、管制官とのコミュニケーション、雲やジェット気流、残存燃料、到着予定時刻、目的空港や代替空港の天候、客室内の様子……に、バランスよく注意配分しながら運航することが、安全で効率的なフライトを完遂するうえで、大切な心がけとなっています。

このようにパイロットは、飛行中は意識してバランスをとっており、飛行中に食べる乗員用の食事「ボックスミール」も、バランスを考えながら口に入れるように心がけています。

1970年頃までの日本の食事は、栄養学的な見地からも、健康面のバランスのとれたものでした。今から30〜40年前頃までの日本の食事は、ご飯を主食として魚や肉、野菜・果物、海草、豆類などを組み合わせた、大変バランスの良い食事でした。

しかしながら、経済の発展や、家族構成、生活様式の変遷などとともに、食事の内容・形態も変わってきました。好きなものだけを食べたり、塩分や脂肪分が多く、カロリーの高いものを多く食べるようになり、反対に野菜、海草、豆類などの量が少なくなって、栄養のバランスが崩れてきたのです。そして、それに伴う肥満の増加、体脂肪の増加などが、健康面での日本人の課題としてクローズアップされています。

近年、子どもを育てるうえで重要な考え方として、従来の知育、徳育、体育に食育が加わるようになりました。子どもに限らず人を育てる分野においては、この4つがバランス良くなされていることが理想的な育て方だと、私も思います。

社会の変化に伴って、日本人の食生活は変わってしまいました。栄養のバランスや健康面だけでなく、人としての成長過程への影響についても考える必要性が出てきました。

そこで国は、食育を知育、徳育、体育の基礎になるものとして、2005

年に「食育基本法」を施行しました。この法律では、食育を次のように位置づけています。

「子どもたちが健全な心と身体を培い、未来や国際社会に向かって羽ばたくことができるようにするとともに、すべての国民が心身の健康を確保し、生涯にわたって生き生きと暮らすことができるようにすることが大切である。子どもたちが豊かな人間性をはぐくみ、生きる力を身につけていくためには、何よりも『食』が重要である。食育は、生きるうえでの基本であって、知育、徳育及び体育の基礎となるべきものである」

子どもたちを健やかに育てるには、まず正しい食事をする習慣を身につけさせたうえで、勉強によって知識を修得させ、道徳によって社会性のある人間性を養い、体育を通じて身体を作っていく、ということです。その際には、当然これら4つがバランス良く施されることが大切になります。

私は、小・中学校などでの講演会で、子どもたちから「パイロットになるにはどうしたいいですか?」という質問を受けることがあります。そんなときは、このように答えています。

「パイロットになるために、特別なことをする必要はありません。お母さんが作ってくれるものを、なんでも美味しく、よく噛んで食べることです。そして、勉強するときはしっかり勉強して、遊ぶときは、みんなと仲良く思い切り遊ぶことです。お父さん、お母さん、先生の言うことを素直に聞くことです」

心身の健康と素直さ、そして、食事はバランス良く、なんでも美味しく食べることが大切であることを、子どもたちにわかりやすく、具体的に言い表したものです。これを聞いた子どもたちからは、「なんだ、そんな当たり前のことか」と拍子抜けしたような表情とともに、「それなら自分だってできそうだ」という安心感が伝わってきます。

「お母さんが作ってくれたものを、なんでも美味しく、よく噛んで食べる」ことは、健康の維持にとってとても大切なことです。

世のお母さん（あるいは奥さん）たちは家族の健康を考えて、栄養のバランスにも気を配り、毎日いろいろと工夫をしながら、家族のために食事を作ってくれます。最近は、そうでもないお母さんや、仕事をもっているため毎回丁寧に食事を作っている時間がないというお母さんが増えているのも事実です。また、ひとり暮らしの場合はコンビニ弁当や外食ですませる人も多いでしょう。

家族構成や経済状況など、さまざまな事情があるなかでも、子どもも大人も、できるだけ栄養のバランスを考えた食事を心がけていくことが大切です。

特に外食の機会が多くなると、どうしても野菜不足になりがちですので、意識して野菜を注文するようにしましょう。そして、家に帰って食事をする際には、外での不足を少しでも補うように、野菜を多めに食べましょう。

とはいえ、毎日野菜不足にならない食生活を維持するのは、なかなか難しいことです。私も、フライトで海外に滞在している際の食事や、お付き合いの酒席が続いた場合は、どうしても野菜不足になり、栄養のバランスが崩れることがあります。そのようなときは、家族にも協力してもらい、1週間から10日間の平均でバランスをとるようにしています。

バランスのとれた食事の習慣を作っていくうえでのポイントは、1日単位で実行しようとしないことです。どうしても無理が生じて、途中で諦めてしまいます。それよりも、3日間や1週間などの平均でバランスをとるように心がけて実行していけば、長続きし、それが習慣となるはずです。

◉バランスの良い食事を習慣にする

では、食事のバランスを考えるうえで、何をどれだけ食べたらよいかを、どうやって知ればよいのでしょう。

一番良いのは、栄養士に個人的な指導を受けることです。私も、航空身体検査の数値が正常値から外れた際には、何度か栄養士の指導を受けました。彼らの指導どおりの食生活を守ることができれば、申し分ありません。

しかし、勤務の都合や意志の甘さなどもあって、なかなかそのとおりには実行できませんでした。日々忙しく仕事に追われているビジネスマンにとっても、定期的に栄養士の指導を受けることは、実際問題として難しいでしょう。

私は、栄養士の指導のほかに、農林水産省が作成している「食事バランスガイド」を参考にして、崩れそうになる自分の食事バランスをチェック・修正しています（世代別の解説書などもダウンロード可能➡http://www.maff.go.jp/j/balance_guide/）。

自分を自分でコントロールする——口で言うのは簡単なことです。しかし実際には、自分が思ったとおり、自分で計画したとおりに自分をコントロールすることは、他人をコントロールするより難しいものです。そんなときは、こうしたガイドラインなどを活用して、時々自分の行動をチェックし、甘くなりそうな自分を修正する手段にするとよいでしょう。

健康の維持増進に向けてバランスの良い食事の習慣を作るには、栄養士の指導や「食事バランスガイド」などを参考にして、「自分は、何をどれだけ食べるのか」という具体的なイメージを何度も描いて、それを実行し、継続していきましょう。

実行し、継続して、それを習慣化するには、栄養士の指導メモやガイドラインなどの資料をちょっと見るだけでなく、実際に自分がそれを実行している様子や食品を何度もイメージすることが大切です。

何事も、こうすれば良いと思ったこと、こうしようと計画したことを、確実に実行するには、具体的に何度も何度もイメージすることが重要です。

パイロットは、フライト前のイメージフライトを非常に大切にしています。自分でイメージしないこと、イメージできないことは、まず実行できません。イメージしてはじめて、実行できるのです。

◉楽しく美味しく食べる

食生活は、健康に直結しています。食べたものが、自分の身体を作っているのですから、当然なことです。したがって、それぞれの食品の栄養素を考慮して、何をどれだけ食べればよいかを考えたり、あるいは、これは食べすぎると健康に良くないから控えようなどと気を配ることは、健康の維持増進にとって大切なことであることは間違いありません。

しかしながら、バランスの良い食事をとるだけでなく、食事を美味しく食べることも、同じくらい大切なことではないでしょうか。

胃や腸は感情、脳とも密接につながっています。どんなに栄養価の高いものを食べても、栄養価のバランスを考えて数種類の食品をとっても、美味しく食べないと、胃や腸はきちんと消化してくれません。

ストレスが溜まると急性胃炎になったり、下痢や便秘になったりすることがあります。それは、胃や腸などの消化器官が、感情や脳と密接につながっている証拠です。また、「頭にきてヤケ食いした」とか「ストレスが溜まって、甘いものをたくさん食べてしまった」などということを時々耳にしますが、いずれも楽しく食べていない典型的な事例です。

ヤケ食いほどではなくても、考え事をしながら、テレビを観ながら、本を読みながら、携帯電話を操作しながら、というように、何かをしながら食べることは、誰でもよくあることでしょう。単に食事の時間になったから食べるだけ、口に入れるだけで、味も感じることはほとんどありません。

これでは、栄養のバランスも良く、美味しいはずの食事であっても、胃や腸はしっかりと消化してくれません。胃や腸が消化してくれないと、せっかくの栄養も意味がありません。

食べるときは、美味しく食べる。意識して美味しいと思って食べる習慣を作りましょう。そのためにも、食べるときは、食べることに集中します。食べながら美味しいと思う、あるいは美味しいと思いながら食べることは、食べたものをよく消化吸収するためにも大切なことです。

この点に関して、パイロットは、残念ながら飛行中は「ながら食事」が習慣になっています。

飛行中に食事をする際には、機長と副操縦士は、同時に食事をすることも、2人が同じ種類のものを食べることも、規定で禁じられています。

パイロットの食事は、巡航中の安定しているときに、「You Have」「I Have」と言って明確に操縦の受け渡しをしてから、交替でとります。操縦を受け渡しても、食事をしながら計器類をモニターし、外部監視もして、管制官の指示を聞きながら、5分前後で食べてしまいます。

機長と副操縦士が同じものを食べてはいけないのは、万一その食事に食中毒などの問題があった場合、2人とも操縦できなくなってしまう事態を避けるためです。

というわけで、操縦席では、楽しく美味しく食べることはなかなかできません。食べるというよりも、むしろ「詰め込む」といった表現のほうが当たっているかもしれません。仕事の性質上、仕方のないことですが、その反動で、地上に降りてから「ドカ食い」することが若い頃はよくありました。

「健康」を真剣に意識するようになった50歳頃からは、飛行状況の全般をモニターしながらの「ながら食事」には変わりありませんが、食材を作ってくれた人、食材そのもの、料理してくれた人など、自分の口に入るまでに関わった人たちに感謝しながら、意識的に、一口ずつ味わって食べることを心がけるようになりました。

また地上では、楽しく美味しく食べるために、食べるときは食べることだけに専念するようにしました。

そのような習慣ができてからは、それまでと同じように乗員用のボックスミールを食べても、ちゃんと味を感じられるようになりました。その結果、地上に降りてから食事をする際にも、以前のように「ドカ食い」をすることもなくなったのです。

忙しい現代では、テレビを観ながら、携帯でメールを打ちながら、パソコンでインターネットをしながら、食事をしている人の姿をよく見かけます。

しかし、食事の時間には、食事が大切なのか、それともテレビやメールやインターネットが大事なのか、そのときの優先順位をしっかりと考えて行動しなくてはいけません。小さなことかもしれませんが、その習慣が後になって、かならず健康にも影響してきます。

食べるときは食べることに集中し、意識して楽しく美味しく、感謝しながら食べましょう。とても簡単なことですので、是非今日からやってみてください。胃も腸も喜んで、しっかりと消化の機能を果たしてくれるはずです。

食事のときは食べることに集中することは、健康に良いばかりでなく、「今、目の前にあることに集中する」という習慣も身につきます。「今、ここ」に集中するということは、集中力を発揮するために絶対必要な要件です。食べることに集中すれば、集中力を発揮するコツをつかむことにもなるのです。

そして、「今、ここでは何が一番大切か」ということを考えて行動する習慣ができれば、物事や仕事の優先順位を考えて行動する習慣も身につき、仕事の効率、成果が確実にアップします。食べるときは食べることに集中し、美味しく食べる習慣を作るだけで、人生がガラリと変わります。

◉よく噛んで食べる

美味しく食べるためには、よく噛んで食べることが大切です。「噛めば噛むほど味が出る」というのは本当なのです。

よく噛めば美味しくなる、という私の経験をご紹介します。

1970年代中頃の旧ソ連時代に、私はモスクワ経由のヨーロッパ線を飛んでいました。

当時この路線は、「空の貴婦人」と呼ばれた、直線形のシルエットが美しいDC8という飛行機で飛んでいましたが、日本からヨーロッパの各空港まで直行できるほどの性能はありませんでした。そのため、ロンドン、パリ、コペンハーゲン、ローマへのフライトでは、モスクワを経由していました。乗員はモスクワで交替するため、ヨーロッパとの行き帰りの度に、次のフライトまでモスクワに滞在していたのです。

当時のモスクワには物がなく、食べ物もろくなものがない状態でした。食事に出される黒パンは、硬くて、パサパサしていて、しかも酸っぱくて、最初の頃はひと口食べただけで、とても全部は食べる気がしませんでした。

このまずい黒パンを、ロシア人は美味しそうに食べるのです。これ以外に食べるパンはほとんどありません。あとは、ボルシチというスープをするだけです。冬になると、野菜などはほとんど出てきません。

ヨーロッパからの帰りには、黒パンをどうにかして食べようと、ヨーロッパのレストランで出された小さなバターやジャムを失敬して、モスクワに持って行きました。しかし、これらをつけてみても、やはり全部は食べきれませんでした。

この黒パンを何とかして全部食べる方法はないか、と考えた私は、「スルメは噛めば噛むほど味が出る」ということを思い出しました。そこで、このまずい黒パンも騙されたと思ってやってみようと決意し、我慢して、ひと口に10回くらい噛んでみました。すると、酸っぱさもパサパサ感も消えて、何となく味がしてきました。

これを何回か繰り返しているうちに、まずかった黒パンもそれなりに美味しく感じるようになり、ついには、ロシアの大地からの恵みを、本当に美味しく味わえるようになったのです。

黒パンとの闘いで悟ったことは、「毒でないかぎり、よく噛んで食べれば、何だって味があり、美味しいはずだ。美味しくないのは、噛み方が足りないのだ」ということです。

飛行機の性能も当時と比べて各段に良くなった現在のように、モスクワを経由せずに直接ヨーロッパに飛んで行って、いわゆる〝美味しいもの〟ばかり食べていたら、あるいは、ソ連崩壊後に豊かになり、日本や欧米と同じように物や食料品が溢れている現在のモスクワだったら、この大切なことに気づかずにいたかと思うと、黒パンに感謝せずにはいられません。黒パンよ、ありがとう！　スパスィーバ！（Спасибо＝ロシア語で「ありがとう」）

◉よく噛むことは健康にも良い

よく噛んで食べると、食べ物の味が出て、何でも美味しくなるばかりでなく、健康にとっても大変良い効果があります。最近は、ファストフードをはじめ、やわらかい食べ物が多くなり、よく噛まなくてもすむようになってきました。そのためか顎の力が弱くなり、昭和20年代、30年代の子どもと現代の子どもの顔を比べてみると、顎の形がスマートになっているのがよくわかります。

私たちが子どもの頃は、親から「よく噛んで食べなさい。ひと口に20回は噛みなさい。カメ、カメ、カメよ、カメさんよ……と頭のなかで数えなさい」

とよく言われたものです。また、よく噛まなくてもよいファストフードのようなやわらかい食べ物などまったくなく、親から言われなくても、よく噛まないと消化できない硬い食べ物が多かった時代です。

よく噛んで食べると、満腹感が刺激され、食べすぎることがなくなるという効用もあります。しかも、よく噛むことによって多量の唾液が分泌され、消化が良くなり、胃や腸の負担軽減にもなります。

唾液には、殺菌作用があります。犬や猫が怪我をすると、その傷を何度もなめていますね。これは、自分の唾液で傷口を殺菌しているのです。人間だって、ちょっとした傷をした場合に、自分でその傷口をなめて唾をつけることがあります。これだけでも応急的な殺菌作用があります。

口の中には、数え切れないほどの雑菌が存在しています。よく噛んで、唾液を多く分泌させることは、口の中の衛生面からも大切なのです。

また、よく噛むということは、顎の筋肉をよく使うことにもなります。顎の筋肉を使うと、脳が活性化されます。車を運転しているときや、デスクワークをしていて頭がぼんやりとしてきたときなど、ガムを噛むと頭の冴えが回復するのは、そのためです。

よく噛むことは、さまざまな面から健康に良いのです。

◉食べる順番にもちょっと工夫を

私は以前から、食卓に出されたものは、好きなものから、あるいは目の前にあるものから、箸で取りやすいものから食べていました。

家庭での食事は、食卓についたときには、皿が全部並べられていることが多いでしょう。レストランでも、コース料理でないかぎり、用意ができたものから運ばれてくるのが普通です。したがって、家庭でも、レストランでも、食べる順番はその時々によってまちまちでした。

和食の会席料理も、順番など気にせず、出される順に食べていましたが、数年前ある会席の場で、どの料理店でも、出てくる順番が決まっていることに気がつきました。季節の野菜が入った突き出しから始まり、吸い物、刺身、煮物、焼き物、揚げ物、蒸し物、和え物、ご飯と漬物、汁物、そして最後に果物が出てきます。この順番は、どの料理店の会席料理も同じなのです。

なぜ、どの店でも出てくる順番が決まっているのか不思議に思い、その店の人にたずねると、この順番で食べるのが一番身体に良い、という昔からの知恵なのだと教えていただきました。

そこで、食事の理想的な順番を調べてみたところ、野菜類、肉・魚介類、ご飯・パンなどの炭水化物の順で、最後に果物やデザートだということを知りました。

炭水化物や果物など糖分の多いものを食べると、血糖値が上がり、インシュリンが多量に分泌されて、糖分が脂肪に変わり、消費されなかった脂肪が体内の細胞に蓄積されていきます。しかし、野菜を先に食べれば、インシュリンの分泌を抑えてくれます。肥満が気になる人は特に、野菜から食べるとよいのです。同じものを食べても、肥満に与える影響は違うということです。順番を考えて食べたほうがよいと知ってから、私は、会席料理の順番に準じて食べるように心がけています。飛行中の乗員用ボックスミールも、野菜から始めて、肉・魚介類、ご飯・パンなどの順に食べるようにし、家でもできるだけ、この順番を守っています。

会席料理は、栄養のバランスも、料理の出る順番も理想的です。しかも、見た目、香り、味、歯ざわりなど五感すべてを使って楽しむことができます。そんな会席料理のおかげで、大変勉強になりました。日本人の知恵ってスゴイですね。

◉朝食はしっかりとる

最近は、朝食をコンビニで買って食べる、ファストフード店で簡単にすませる、あるいは抜いてしまう、という人も多くなってきました。生活様式の変化など、さまざまな事情があるため、ある程度は仕方がないことかもしれません。しかし、30分でも早起きして、朝食をしっかりと食べる習慣を作りたいものです。

朝食をしっかり食べる習慣は、健康にとっても、一日をすっきりとした気分で快適に過ごすうえでも、とても大切なことです。朝食をしっかりとる効能はたくさんあると思いますが、自分の経験をもとに思いついただけでも、次のようなことが挙げられます。

①正しい生活リズムができる

「今日は調子が良い」あるいは「今日は調子が悪い」といったことが、よくあると思います。この「調子」はリズムです。自然界はすべて波動で説明できる、と聞いたことがあります。人間も、波動、リズムの中で生きています。毎日良いリズムで活動したいものですが、そのリズムは自分で作るものです。

朝、出かけるギリギリまで寝ていて、朝食も食べずに慌てて家を出た日は、忘れ物をしたりして、リズムも一日中何となくすっきりしません。反対に、朝食をしっかり食べ、持ち物や忘れ物がないかを確認し、余裕をもって家を出た日は、一日中シャキッとして仕事もはかどります。

朝食をしっかり食べるためには、早起きをする必要があります。早起きをすれば、時間にも心にも余裕ができます。そして、朝食をしっかり食べる習慣は、何よりも正しい生活リズムを作ることができ、仕事の成果にも良い影響を与えてくれます。

②胃腸の活動が活発になる

朝食をしっかり食べると、それを消化するために胃と腸が活発に活動し、身体が24時間の正しいリズムに沿って始動します。胃や腸という内臓が活発になれば、身体全体も活発に、元気になります。

③便通も規則的になり、便秘になりにくい

腸の働きが活発になれば、腸の蠕動《ぜんどう》運動も活発になります。そうすると便意を催し、家を出る前に排便も終えて、すっきりとした気分で出勤できます。

朝食をしっかり食べる習慣は、規則正しい便通にとっても大切で、爽快な気持ちで出勤できるだけでなく、便秘、痔の予防にもなります。

④肥満防止になる

朝食に繊維質の多い野菜などを食べることで、インシュリンの分泌を抑えて、血糖値の急激な上昇が抑えられ、肥満防止にもなります。外食はどうしても野菜不足になりがちです。家での朝食で野菜をしっかり食べておくと、栄養のバランスも良く、肥満防止にもなります。また、繊維質を多くとることは、便通を良くすることにもなります。朝食でも意識して野菜を多く食べましょう。

⑤脳や身体が活発になる

早起きして朝食をしっかり食べる習慣によって、このように脳も身体も活発になります。脳や身体が活発になれば、自然に日々の活動も活発になり、仕事も積極的になって、きっと成果も上がることでしょう。

一日は朝から始まります。何事も始まりが大事です。まず、朝食をしっかりと食べる習慣を作りましょう。これだけでも、人生が良い方向に向かっていくはずです。

健康的な生活習慣を作る
──運動・睡眠・脳の習慣

運動の習慣（歩く習慣）

◉ウォーキングのススメ

人間も動物です。動いてはじめて動物と言えます。車社会の現代では、昔に比べて歩くことが極端に少なくなってきました。それを補うものとして、ウォーキングが注目され、最近はウォーキングをしている人たちの姿をよく見かけます。

ウォーキングは、誰でも、いつでも、どこでも、どんな服装でも無理なくでき、また、健康にとっても大変効果のある運動です。

20年ほど前までは、健康のための運動といえばジョギングでした。私もその流れに沿って、時々走っていました。

かつて日本航空は、成田を出発して、南太平洋上にあるフィジーのナンディを経由し、ニュージーランドのオークランドに向かう便を、週2便就航していました。乗員はフィジーで交替するため、オークランドへの行き帰りにはフィジーに3、4泊することになります。

フィジー滞在中にジョギングをしていると、私が走っている姿を見た現地の人たちがびっくりして、「どうして走っているのか?」と聞いてきました。

ゆっくりと時間が流れている南太平洋の島国では、人々もゆっくりと歩いています。走るということはまずありません。当地では、昔から走るという動作は、獲物を追いかけるときか、逆に猛獣などに襲われそうになって逃げるときだけに限られているのです。

「どうして走るのか?」という質問に続く会話は次のようなものでした。

「走るのは、身体に良いからです」

「身体に良いことって何?」

「たとえば、やせることです」

「やせたいなら、食べなければいいのに」

「う〜ん……」

私はうなってしまい、そのままトボトボと歩いてホテルに戻りました。

やせるために走るくらいなら、食べなければいい――そのとおり！　日本をはじめ豊かな先進国の人間は、何とバカなことをしているのか！　そう思った私は、それ以降ジョギングはやめてしまいました。

その後、ジョギングもウォーキングも10年ほどやっていませんでしたが、37歳のときの航空身体検査がきっかけでウォーキングを始め、今でも続けています。そして、これからもずっと続けるつもりです。

人は、足から衰えると言われます。逆に、足を使って鍛えていれば、なかなか衰えないということになります。

ウォーキングを長年続けてきて実感した効用には、次のようなものがあります。

①有酸素運動でエネルギーを消費し、体重が減る
②血圧が下がる
③夜には熟睡できる

④気分が爽快になり、ストレスが解消される
⑤免疫力が向上する
⑥五感が磨かれる
⑦歩きながら、いろいろなアイディアが浮かんでくる

ウォーキングを長続きさせ、習慣化するには、歩く楽しみを見つけ、歩くこと自体が楽しいから歩く、ということになれば、しめたものです。

睡眠の習慣（快眠の習慣）

◉寝る子はよく育つ

人間は1日平均7時間ほど寝ています。最近は6時間とか5時間という人も多いでしょうが、いずれにしても、人生の3分の1から4分の1は寝て過ごしていることになります。

このことからも、睡眠は、食事や運動と同じくらい、健康にとって重要な要素であることがわかります。睡眠は、その量（時間）とともに質（深さ）も体調や健康に影響を与えます。ぐっすり眠るという、良質な睡眠がどれだ

けとれるかが重要です。

昔から「寝る子は育つ」と言われています。睡眠中には成長ホルモンが分泌されますが、これは名前のとおり、子どもが成長するために必要なホルモンです。したがって、よく寝るとよく育つわけです。

◉大人にだって良質の睡眠は大切

子どもが成長するために必要な成長ホルモンは、大人には関係ないかというと、決してそうではありません。成長ホルモンは、疲労回復にとっても、大切なホルモンです。

また、この成長ホルモンが不足すると、肌荒れの原因にもなります。「今日は寝不足だから、お化粧のノリが悪いわ」という女性たちの会話を聞くことがありますが、睡眠不足のために成長ホルモンの分泌が少なかった、ということを示している好例です。よく寝る、良質な睡眠をとるということは、お肌にとっても非常に大切なことなのです。

◉良質な睡眠をとる習慣

私も若い頃は、ラジオの深夜放送を聴きながら、よく夜更かしをしていました。特に、FM放送で毎週月曜日~金曜日の深夜24時から、日本航空の提供で放送されていた「JET STREAM(ジェット・ストリーム)」(現在も放送中)は、城達也さんのナレーションと、海外の地へ郷愁を誘うムードのある音楽に浸って、深夜1時2時まで起きて聴いていました。

その結果、起床は昼近くになってから、という不健康な生活パターンでしたが、パーソナリティ(番組内では「機長」)の城達也さんのアナウンスは、機長の機内アナウンスに大変参考になりました。特に「間」のとり方については、徹底的に城さんのナレーションの「間」を盗んで、自分なりのアナウンスをしていました。

そのためか、乗客の方や客室乗務員から、「キャプテンのアナウンスは『JET STREAM』みたいですね」と言われることがよくありました。私の機内アナウンスを聴いてくださった乗客のなかには、ハンサムな機長をイメージした方が何人もいたことは、客室乗務員からの報告で想像できました。客席からは操縦席は見えませんから、想像の世界です。残念ながら、そのアナウンスの声の主は、このとおりの普通のオジサンだったわけですが。

このように、フライトで海外に滞在しているとき以外の日本での生活は、夜更かしをして昼近くに起きるという習慣になっていたため、すっきりしない気分のまま一日が終わってしまうことが多くありました。

そのことに気づいてからは、「JET STREAM」は録音しておいて、それを昼間に聴くことにして、夜は23時までには寝るよう生活のパターンを変えました。

しかし、生活パターンを変えて早く床に就いても、なかなか寝つきが悪く、眠りも浅く、夢を頻繁に見ていました。当然の結果として、朝早く起きることはできません。目覚まし時計で無理に起きても、寝起きの気分も良くありませんでした。

その原因は、昼間の運動不足や寝る前の飲食、布団に入ってから翌日のことなどいろいろと考え事をしていたためです。37歳の航空身体検査をきっかけに生活習慣をガラッと変えてからは寝つきも良くなり、横になったらすぐに眠りに落ちて、夢もほとんど見ることがなくなりました。そして、寝起きも良くなり、早寝早起きの習慣ができたのです。

そこに至るまでの苦い経験と、ぐっすりと眠れるようになった経緯から、良質な睡眠をとるための心がけをまとめました。

①昼間のうちにできるだけ身体を動かす

②早寝早起きの習慣を作る
③寝る前の飲食は控える
④風呂はぬるめにして、ゆっくりと入る
⑤ストレスを溜めない
⑥布団（ベッド）に入ったら、明日のことなど考えない。考えることがあるなら、起きて考える
⑦「ああ、今日も生きていてよかった」と感謝して寝る
⑧目が覚めたら、すぐに布団（ベッド）から出る。早起きすれば、その日の夜は寝つきが良くなる

◉早起きは三文の徳（得）

昔から「早起きは三文の徳」と言われているように、早寝早起きは健康にとっても多くの徳（得）がある、大変良い習慣です。

しかし、現代の生活環境はどうしても夜型のパターンになりやすく、早寝早起きの習慣を作るには、自分なりに強い目的意識をもって、自分をコントロールしながら習慣化していく必要があります。

睡眠中に分泌される成長ホルモンは、時間帯としては23時から深夜2時頃

にかけて、もっとも多く分泌されると言われています。また、ノンレム睡眠と呼ばれる深い睡眠のときに、多く分泌されることも知られています。夜更かしをしたときや、眠りが浅いとき、寝つきの悪いときなどは、当然成長ホルモンの分泌は少なくなります。

私自身の経験から、早起きの習慣ができて良かったことには、次の8つが挙げられます。

①生活のリズムが良くなった
②朝食をしっかり食べることができる
③便通が良くなった
④体調が良くなる
⑤時間を有効に使える
⑥朝の気持ち良い冷気に触れ、一日中良い気分で過ごせる
⑦夜寝つきが良くなり、ぐっすりと眠れる
⑧集中力がつく

健康のために、強い意志で、早寝早起きの習慣を作っていきましょう。

脳の習慣（ストレス対応習慣）

◉ストレスは必要なもの

現代はストレス社会と言われています。ストレスのために引き起こされる、精神的なものも含めた、さまざまな健康障害が報告されており、ストレスと聞くと悪いものだと捉えられがちです。

しかし、ストレスは元来、危険を知らせてくれる大切なシグナルなのです。危機管理の視点から見ても、そのシグナルが出ているうちに対応すれば、大事に至らずにすむ大切なものであって、決して悪いものではないはずです。

では、危険を知らせてくれるストレスとは、いったい何なのか。『広辞苑』などの辞書で引いて、それをまとめてみると、「ストレスとは、さまざまな外部からの刺激が負担として働くとき、心身に生じる機能の変化である。ストレスの原因となる要素には、暑寒・騒音・化学物質など物理的・化学的なもの、飢餓・感染・過労・睡眠不足など生理的なもの、精神的緊張・不安・恐怖・興奮など社会的なものなど多様である。一般的には精神的緊張をいう」と説明できます。

ストレスは、辞書の説明にもあるように、環境の変化や身の危険に対して、危機が生じないように準備するためのもので、人間にとって必要なものであることがわかります。ストレスは身の危険を知らせてくれ、それに備えて生き抜くために、なくてはならないものです。

ストレスという外部からの刺激がないと、動物も人間も、緊張感が生まれません。また、実際に大きな危機が迫ってきたときに、対応することもできずに、そのまま命を失ってしまう可能性さえあります。

ストレスが生き抜くために必要である例として、魚や小動物を長く生かしておくためには、その天敵を一緒に入れておくとよい、というものがあります。これは動物の世界の話ですが、人間の世界でも、ストレスがなかったとしたら、危険や危機に対する備えは丸裸となってしまい、ちょっとしたことでも大惨事や致命的な事態を引き起こしかねません。

生き延びるためには、人間社会にとっても、ストレスは必要なのです。

◉ストレスとうまく付き合う

ただし、ストレスがいかに必要なものであっても、それが過度であったり、蓄積してくると、自律神経の働きが鈍ってきたり、抵抗力が低下してきたりします。大切なのは、いかにストレスと付き合うか、です。

辞書にある「精神的緊張」とは、ひと口に言えば「怖い、心配だ、嫌だ、困ったと感じること」です。つまり、ストレスは「感じること」であり、その人の受け取り方次第なのです。

たとえば、カラオケが好きな人にとっては、カラオケ店で歌うのはストレスの解消になりますが、歌が苦手な人にとっては、お付き合いでカラオケ店に連れて行かれ、歌を歌わされるのは、ストレス以外の何ものでもないでしょう。

このように、同じ対象、出来事であっても、人それぞれ感じ方、受け取り方は異なるのです。ある人にとってはストレスの解消になり、リフレッシュになりますが、別の人にとってはそれ自体がストレスとなります。

カラオケであれば、人によって感じ方、受け取り方が違っても問題はありませんが、生命の危険を知らせてくれるというストレスの本質に戻ってみると、感じ方や受け取り方はその人次第、などと悠長なことを言ってはいられません。

ストレスに対して適切な対応をして、危険を予防し、かつ健康を維持するために、ストレスにはどんなものがあるか、ストレスの要因は何かを知ることが大切です。

◉ストレスの要因

ストレスの要因は、身体的要因と精神的要因の2つに大別できます。現代社会においては、そのほとんどが精神的要因で、しかも対人関係が多くを占めています。

身体的な要因には、物理的、化学的、環境的、生物学的、肉体的などのストレスがあります。これらのストレスは生命の危険を知らせてくれるものであり、直接生命維持に関わる必要不可欠なものなので、早めに察知して対応できれば、危険や被害を避けることができます。あるいは、たとえ危険や危機が生じても、それを最小限に留めることができるでしょう。

身体的ストレス要因に対する具体的対応策としては、その要因に近づかない、排除する、治療するなどが共通して言えるでしょう。

一方の精神的な要因には、家庭内や学校・仕事などでの人間関係によるものと、自分の将来などに関する心理的なものとがあります。これらのストレスは多くの場合、睡眠不足や食欲不振、イライラ、意欲の減退などとして現れます。さらにストレスが高じると、免疫力が低下して、がんなどの病気になりやすくなるとも言われています。

精神的要因のストレスは、同じ現象であっても、ストレスになるかならないか、あるいはストレスとして感じても、その大きさや継続期間は、人によって異なります。

日本のように、生命維持に関して恵まれている国においては、精神的なストレス要因の受け止め方、付き合い方が健康維持にとって大きな課題となります。

◉精神的な要因のストレスとの付き合い方

現代社会においては、生命の危険を感じるような身体的ストレスは少なくなってきましたが、その一方で、さまざまな情報が洪水のように溢れており、精神的なストレス要因は以前と比べて格段に増えています。

極端に言えば、それらの精神的ストレス要因に、直接生命の維持を脅かされることはありません。まして「殺される」ことなど、あり得ません。

子どもや女性に限らず、お化けが怖い人は結構いるのではないかと思います。しかし、お化けが出てくる話がたくさんある江戸時代でも、お化けに殺されたという話はありません。

現代でも、お化けによる殺人事件という事実はありません。暗い夜道や人通りの少ないところに「お化けが出た」という噂は聞きますが、そこでお化けに殺されたとは聞いたことがありません。そのような人気《ひとけ》のない場所で怖いのは、お化けではなく、人間による犯罪です。

私も子どもの頃は、ひとりでお墓に行くのは怖かったものです。火の玉とか幽霊が出るのではないかと怯えて、とてもひとりでは行くことはできませんでした。

しかし、よく考えてみると、お墓を怖がる要素など、何もありません。だって、生命の危険は何もないのですから。注意しなければいけないのは、お墓は蚊が発生しやすいので、蚊取り線香や虫除けのスプレーを持って行くことぐらいでしょうか。

長々とお化けの話をしましたが、精神的なストレスは、お化けを怖がる人と怖がらない人がいるように、自分が勝手にストレスとして感じているに過ぎないことが多いのです。なかでも、特に対人関係において、その傾向が大きいのではないでしょうか。

ストレスと感じるかどうか、いつまでもストレスを引きずっているか、瞬間的に解消するかは、考え方、受け取り方ひとつです。その分かれ道は、不平、不満、不安を抱くか、感謝、希望の念をもつかにあると私は考えます。

あることに関して、自分の身の回りに起こった事実は、ひとつです。それを「~だからありがたい」と捉えるか「嫌だ」と感じるか、受け取り方は2つに分かれます。これによって、ストレスになるか、ステップアップへのエネルギーになるかが決まります。

不平・不満を抱くのか、感謝の念をもつのかということも、他の行動などと同じように習慣化します。いつも不平や不満を抱いて、それを口にしていると、考え方の習慣、受け取り方の習慣も、そのようになってきます。当然ストレスも溜まります。

私は、何が起こっても「~だからありがたい」「別に死ぬわけではない。自分を鍛えてくれるためのものだ。だからありがたい」という受け取り方をするよう、常々心がけています。そのように意識して自分に言い聞かせ続けているうちに、精神的なストレスを感じることは少なくなってきました。たとえ一時的には感じても、すぐに消えてしまって、ストレスを翌日まで持ち越すことは、ほとんどありません。

そのため寝つきもよく、横になるとすぐに眠りの世界に入って、目覚めるのはトイレに起きるときか、朝、目覚まし時計が鳴ったときだけです。

プラス思考ということがよく言われますが、思考は脳でするものです。私は、脳も手足の筋肉同様に鍛えることができると思います。脳も習慣化するものだと思っています。

日ごろから不平・不満、心配、嫌だといったマイナス思考ばかりしていれば、物事や対人関係についても、嫌なことを考える習慣ができてしまいます。反対に、「～だからありがたい」「別に死ぬわけではない。自分を鍛えてくれるためのものだ」と感謝するプラスの思考を意識的にしていると、いつの間にか、意識をしなくてもプラス思考をするようになってきます。

マイナス（－）にマイナス（－）を掛けると、プラス（＋）になります。もし、最初から意識してプラス思考なんかできない、というのであれば、「ああ嫌だ」と思った瞬間に、「ああ嫌だ……と言ってはいけないぞ」と二重否定してみるのも、ひとつの方法です。

私自身、まだ時々はマイナス思考をするときがあります。そんなときは二重否定をして、意識的にプラス思考に変換しています。これも、ストレスコントロールの技術のひとつと考えています。案外と効果がありますよ。

このように、考え方や受け取り方といった精神的なことも、ほとんどが技術として捉えることができるのです。そして、技術である以上、工夫、努力、訓練など本人次第でいくらでもでき、何歳になっても鍛えることができます。

健康の維持増進とも深く関わりのあるストレスコントロールも、習慣であり、技術のひとつでもあります。是非、自分なりの技術を身につけ、楽しい健康ライフを送っていただきたいと思います。

◉他律心から自律心へと変われば、ストレスも消える

機長は、出発前に飛行計画にサインして、整備士から飛行機を受け取り、いったん離陸した以上は、たとえどのような事態が発生しても、どんなことに遭遇しても、かならずどこかの空港に安全に着陸する必要があります。どんな不測の事態に遭遇しても、天候が悪かったから、飛行機が故障したから、管制のトラブルがあったから、などといった他律的な考えで、天候や機材や管制のせいにすることなどできません。

不測の事態の原因究明や再発防止策は、地上に無事降りてからの問題であって、無事に着陸するまでは、あくまでも機長としての自己責任、自助努力で、どこかの滑走路に安全に着陸するしかありません。

もちろん、利用可能なすべてのリソースの活用や協力を得ることは当然で

すが、自律心に裏づけされた責任感によって、最悪の事態を避け、乗客乗員の安全を確保しなければなりません。

万が一、不測の事態に遭遇した飛行機の機長が、他律的な考えであったとしたら、乗客乗員の安全の確保がおぼつかないだけでなく、機長自身が、不測の事態というストレスに耐え切れなくなってしまいます。

私は、ある出来事をきっかけに、ストレスと他律心・自律心との関係を考えるようになりました。ストレスが溜まるか、溜まらないかの分岐点のひとつとして考えられるものに、他律か自律かという考え方がありますが、私の場合、ある人の言葉がその分岐点となりました。

それは、「国が君たちに何をしてくれるかではなく、君たちが国に何ができるか」という、ジョン・F・ケネディ元アメリカ大統領の演説です。このケネディ大統領の演説は、アメリカ国民を、なかでも特に若者たちを奮い立たせました。

私も高校時代、ニュースや雑誌などを通じて演説の内容を知り、その後も頭の中にはずっと残っていました。しかし、それによって自分の行動が大きく変わるまでには至っていませんでした。

私がケネディ大統領の言葉に刺激され、他律的な考え方から、自律的な考え方や行動ができるようになった直接のきっかけは、細川護熙元首相の講演を聴いて感動し、大きな刺激を受けたことです。

それは、細川氏が1993年8月に首相に就任する10か月前、日本新党の党首としての講演を聴いたときのことです。

細川氏はその講演で、「私が奮い立って日本新党を設立したのは、ケネディ元大統領の『国が君たちに何をしてくれるかではなく、君たちが国に何ができるか』という演説の影響です」と話されました。それを聴いて、私は強く感動しました。そして、その瞬間から、他律的な考え方から自律的な考え方に大きく転換したのではないかと思っています。

それまでは、「会社組織が〜してくれないから」とか「誰々が〜をしてくれないから」と、事がうまくいかないときは組織や他人のせいにしてしまう気持ちが強かったものです。このような他律的な不平・不満を抱けば、当然ストレスも溜まり、寝つきも悪くなります。行動も消極的になります。

しかし、細川氏の講演に感銘を受けてからは、会社のため、そして（大げさと思われるかもしれませんが）日本国民のために、という自律的なスタンスで仕事に臨めるようになりました。

そのおかげで、ストレスもほとんど溜まることがなく、毎晩熟睡して自然に早起きもできるようになり、より積極的になって、その結果として世界が広がってきました。ストレスが溜まらなければ健康面にも好影響となり、歳を重ねるごとに体調も良くなってきたように感じます。

私は、細川氏の講演を通じて間接的に、ケネディ大統領の言葉に刺激を受けました。そのときの講演をメモしたノートは、今でも大切に持っています。

それでは、私なりの脳の習慣、ストレスとの付き合い方、物事の受け止め方をまとめます。

①ストレスには、生命維持のための身体的ストレスと精神的ストレスがある

②身体的ストレスは、早めに対応すること

③精神的ストレスは、極端に言えば、お化けのようなもので、受け取り方次第

④他人頼み、他人のせいにしないで、自分は会社、社会、国のために何ができるかと考えて行動をする

⑤不平・不満はやめて、「～だからありがたい」という発想をする
⑥何が起こっても「生きているだけでもありがたい」と思えば、ストレスなんか吹っ飛んでしまう
⑦戦中戦後の貧しいときは、生きることが精いっぱいで、ストレスなど抱えている余裕もなかったはず
⑧対人関係の悩みも「別に殺されるわけではない」と思えば、どんなことを言われても、屁の河童！
⑨マイナス思考をしたと思ったら、意識的に二重否定をして、プラスに変えてしまう

あなたも、ストレスとこんな付き合い方をしてみてはいかがでしょうか。このなかのひとつでもいいので参考にしていただき、ストレスと上手なお付き合いをして、健康を維持増進してください。

◉健康的な生活習慣を構築するマネジメント

健康管理も、危機管理・リスクマネジメントと同じようにマネジメントであることは先に述べました。

マネジメントは、一般にPDCAサイクルとも言われています。PDCAは、計画して（PLAN）、実行し（DO）、その結果を分析評価して（CHECK）、改善点があれば見直しをする（ACTION）、という一連のサイクルです。健康管理においても、このようなマネジメントサイクルを実施しながら、健康的な生活習慣を作っていくことができます。

健康を維持増進するためのマネジメントサイクルを、段階ごとに整理してみましょう。

①決意と目標設定（PLAN1）

「健康であったらいいいな」ではなく、「自分の健康は自分で維持するのだ」と決意して、具体的に体重、血圧、血糖値、コレステロールなどの数値目標などを設定する

②専門家やメディアを使って情報を得る（PLAN2）

医師・看護師、栄養士から知識を得たり、健康診断、検診などを積極的に受ける。さらに、新聞、書籍、雑誌、インターネットなどの信頼のおけるメディアから情報を収集する

③収集した情報を自分にどう活かすかを考え、計画を作る（PLAN3）

情報を自分の日常生活に、どのように活かすか、無理のない計画を作成する

④計画を実行（ＤＯ）

自分で作成した計画を実行する。あまりストイックに実行する必要はないが、３日間、あるいは１週間の平均で考えて実行する。最も大切なことは、続けること

⑤計画したことが実行できているかどうか、数値目標を達成できているかどうかを、１週ごと、１か月ごとにチェックする。もし計画したことが実行できていなかったら、どうしてできていないのか、計画に無理があったのか、自分の意志が弱かったのかなど、その原因を客観的に分析する（ＣＨＥＣＫ）

⑥無理な計画だったのなら見直しをする。意志が弱いために続かないのであれば、毎日「自分は絶対に正しい生活習慣を作って、健康を維持増進するのだ」と意思決定を繰り返す（ＡＣＴＩＯＮ）

健康管理も、その他のマネジメントも共通して言えるのは、サイクルと言うとおり、継続して〝回して〟いくことが大切だということです。

往々にして、せっかく綿密な計画を作成しても、なかなか実行に移すことができないことがあります。特に私たち日本人の傾向として、几帳面に立派な計画を作ることは得意ですが、計画を作成した段階で安心してしまい、実行に移せずに終わってしまうのです。これを計画倒れと言います。

また、勇気を出して実行はしても、その結果を評価分析するまでには、なかなか行き着かないことも多く見られます。いわゆる、やりっぱなしです。マネジメントは、とにかくサイクルさせること。継続的に各段階を回していくことで、成果のあるマネジメントになっていきます。

あえて言うならば、計画はそんなに綿密に立てなくても、とにかくまず実行してみることです。そして、不具合があったら見直して、改善していけばよいのです。

健康的な生活習慣を作る場合も、まずやってみる。やりながら見直し、改善していけば、段々と正しい生活習慣が構築されていきます。正しい生活習慣が構築されれば、病気になる確率は格段に減って、活き活きと健康ライフを楽しむことが期待できます。

Chapter 5

それでも病気になってしまったら

◉誰だって風邪を引くことも、怪我をすることもあります

健康を維持増進するために、正しい生活習慣を作り、いろいろと健康に気を配った生活を送っていても、生身の人間である以上、100パーセント健康体ということはあり得ません。

私も現役時代、風邪を引いたことも、お腹をこわして下痢をしたことも、手や足を怪我したこともありました。幸い、風邪を引いたときはフライト後の調整休日だったため、次のフライトまでには治すことができ、一度もフライトを休むことはありませんでした。

ただし、海外へのフライトの滞在先では、一度も風邪を引いたことはあり

ません。モスクワやアンカレッジなどマイナス20℃以下にもなる地でも、反対に、50℃を超す中東のクウェートでも、体調を崩したことはありません（クウェートでは、通常49℃までしか公式には発表しませんが、実際には50℃以上の灼熱を何度も経験しました）。

風邪を引くのは決まって、日本に帰ってきて、ホッと気が緩んだときです。海外で気を張っていたときは風邪のウィルスに勝っていたのが、帰国して家に帰って、緊張感が緩んだ隙に、ウィルスに負けてしまうのです。

フライトの滞在先で下痢をしたときも、出発までには症状が下火になり、フライトに影響することはありませんでした。手や足の怪我も、フライトに影響するほどのものではなかったという幸運にも恵まれ、私は「42年間の連続出場」を果たすことができました。

また、パイロットは、基本的には薬を服用して乗務することはできません。病気になったら別の乗員にフライトを代わってもらい、そこで「連続出場記録」は途切れることになります。

私が「連続出場記録」を達成できたのは、風邪や下痢、怪我の程度が軽かったこと、比較的早く治ったこと、たまたま休日だったことなどのおかげとも言えます。それらのおかげで一度も病気で休むことも、自己都合でスケジユールを変更することもなく、「42年間連続出場」という大記録を樹立できました。

この記録は、たしかにスケジュール面の幸運もありましたが、病症が軽かった、あるいは早く治ったという大きな支えがあったからです。そして、それは病気との向き合い方も大いに影響しているのではないかと思っています。

誰でも、どんなに気をつけていても、病気になることも、怪我をしてしまうこともあります。風邪のウィルスに負けないよう、一年365日、気を張り続けることはできませんし、精神的な健康の側面からも、緊張とリラックスのバランス、緩急のバランスをとることは大切です。ホッとすることも必要です。

そんなときに病気になってしまったら、どうしたらよいでしょう？　病気と、どのように向き合ったらよいでしょうか？

◉まず、死ななくてよかったと感謝

もし病気になったら、まず「『業《ごう》』が現れたのだ。この程度ですんでよかった」と感謝します。これで気分はだいぶ楽になります。あるいは、「今まで忙しい毎日で大変だったから少し休みなさいと、頑張ってきたご褒美として休暇をくれたのだ」と感謝してみてもいいでしょう。

「業」は、人の心や行動の結果を意味します。結果には、かならず原因があります。健康に良くない生活を続けていれば、いつかはそれが結果として現れます。それも「業」です。病気は、それまでの自分の考え方、心の姿勢、そして行動の結果として現れたものと捉えることができます。

健康に良くない生活が続いていても、その時点では病気という形で現れなかったとしたら、いずれもっと悪化した状態で現れ、手遅れになっていた可能性もあります。それが今回、早めに現れてくれて、この程度ですんでよかった、と受け取れば、感謝せずにいられませんね。

前述したように、健康管理も危機管理も、予防、未然防止が重要で、危機管理においては、どんなにしっかりとした対策をとっていても、現実にはさまざまなトラブルが発生します。そこで大切なことは、それ以上悪化しないよう迅速な対応をとることです。危機管理は、あらゆるトラブルを処理しながら、より強固なものになっていくのです。

同じように健康管理も、正しい生活習慣を作り、予防にも注意していても、時には病気になることも、怪我をすることだってあります。そのときの受け取り方、心構えが、病気や怪我の治り具合や、その後の再発防止にも大きく影響します。そして、その心構えが病気や怪我を克服して、心身ともに強靭になっていくのです。

私は、風邪を引いたときや、身体検査の結果が正常値を外れたときの心構えとして、「今までの『業』が現れたのだ。この程度でよかった。早めに自分の生活習慣を見直す必要性を教えてくれてよかった。ありがたい」と、まず感謝します。また、怪我の大部分は不注意から生じるものです。「今回の怪我はこの程度すんでよかったが、『今後、危険に関してはもっと細心の注意を払いなさい』というウォーニング（警告）を発してくれたのだ」と感謝します。

このような謙虚な心が、危機管理でも健康管理でも、最悪の事態を引き起こさずにすむ心構えのポイントです。飛行機も、ウォーニングのうちに対応すれば大事には至りません。

◉地球も人にも回復力がある

病気になっても、怪我をしても、大丈夫です。人間の身体には自然の回復力、治癒の力があります。このことを、私は地球から教えられました。

21世紀の大きな課題として、環境問題が挙げられます。20世紀の経済優先の産業構造によって、自然破壊、環境破壊が進み、二酸化炭素をはじめとする温室効果ガスによる地球温暖化のために、地球は相当痛めつけられ、病んでいます。

私は、日本航空が運航したすべての国際路線に乗務しましたが、そのほかにもチャーター便や首相特別便なども担当することができたおかげで、南極以外はほぼ隈なく、高度1万メートルの上空から地球を眺めてきました。私の30~40年の経験は、46億年という地球の歴史からすれば、ほんの一瞬に過ぎませんが、その一瞬のなかでも、上空から見る地球の姿には、変化が如実に感じられます。

たとえば、地表の光景の変化には、都市化のほかにも、経済効果を目的とした土地開発による森の減少、河川の渇水化、砂漠化があり、上空では、地球の自転と大気の対流によってできる壮大な大気の流れ、偏西風の変わり様を感じることができます。

とりわけ2000年前後からは、北極に近いところほど、温暖化による地球の変貌に驚くばかりでした。真夏でも真白い氷に覆われていた北極海の氷が溶解して青い海面が見え、白い氷床や雪に覆われていたグリーンランドが茶色の地肌を見せているのを目にしたときには、驚きのあまり言葉もありませんでした。

氷河が解け始めたことも確認しました。また夏になると、シベリアの上空には東南アジアの空かと見間違うような積乱雲が発達し、さらに、温暖化の影響と考えられる森林火災も至るところで見られます。

私がこの目で目撃してきたわずか30〜40年の間でも、地球はますます傷つき、痛めつけられているのだと思うと、胸が痛くなります。

しかし、同時に、地球が必死になってバランスをとろうとしていることも、自ら回復する力があることも確認することができ、決して諦める必要はないとわかりました。地球上のある地域では砂漠化が進む一方で、別の地域では大洪水が繰り返され、地球全体としては、バランスを保とうという意思が働いています。

１９７０年代のベトナム戦争当時から、終戦時、そして戦後にも、ベトナム上空を何度も飛行しました。緑のジャングルが、米軍の枯葉作戦によってところどころ灰色や土色になっているのが目に入り、植物は永久に生えてこないのだろうかと心配していましたが、10年もしないうちに緑が戻ってきて、地球の逞しい回復力に驚嘆しつつ、胸を撫で下ろしました。

人間が傲慢なことをしなければ、地球には自然の回復力、治癒の力があるのだと教えられました。かけがえのないこの美しい地球は、その美しさを保つ力も自ら充分もっているのです。

人間も他の動物たちと同じように、地球の申し子です。自分でバランスをとろうとする力も、自然の治癒力もあるはずです。病気になっても、怪我をしても、決して嘆いたり諦めたりすることはありません。美しい地球から授かった自然の治癒力、回復力が、誰にでもあるのです。

◉謙虚心と自律心の心構えが大切

安全も長く続くと、いつの間にか気が緩み、ややもすると危機意識が薄くなってしまい、トラブルや危機を発生させてしまうことがあります。

同じように、病気ひとつしない健康な状態が続くと、つい健康に関して自信過剰になってしまい、暴飲暴食や夜更かしなど、不摂生な生活習慣をしてしまいがちです。また、健康診断で精密検査を受診するように指摘されても、自分は大丈夫だと無視してしまうかもしれません。

私の大先輩で、60歳の定年までまったく病気をせず、航空身体検査でも一度も不合格になることなく、まさに健康そのものだった方が、定年のわずか2か月後に脳梗塞で亡くなってしまいました。他にも、やはり大先輩のパイロットが定年後1年から3年の間に亡くなり、「えっ！　あんなに元気だったキャプテンが！」と驚くことが何度かありました。

現役の頃はみんなが羨むほど元気だった先輩方は、もちろん表面的には健康そのものだったのでしょう。しかし、実際には日々の生活習慣、ご本人の健康観などによって、目に見えないところで相当の無理が蓄積されていたのではないかと推察されます。そして、フライトという緊張感でカバーされていたのが、定年を迎えてホッとした瞬間、一気に表面化したのではないかと考えられます。

どんなに健康や安全が続いていても、謙虚さを失いたくありません。病気になったり怪我をした際の心構えとして大切なことは、「医者に治してもらうのではなく、回復を手伝ってもらって、あくまで自分の治癒力で治すのだ」という自律心ではないかと思います。

地球に自然の治癒力、回復力があるように、人間にも自然の治癒力、回復力が備わっているのです。「自分の治癒力で治すのだ」という自律心があるのとないのとでは、回復力も全然違ってくることを、私は自分の経験から強く実感しています。

健康管理も危機管理も、その心構えは「謙虚心と自律心」に要約されます。

そのお手本を、宮本武蔵が『五輪書』に遺してくれています。曰く、「神仏を尊び神仏に頼らず」。この言葉は、危機管理の心構えの要諦である「謙虚心と自律心」そのものです。さすが、実在した日本人のなかでも、危機管理の第一人者であった武蔵ならではの言葉ではないでしょうか。私は「健康管理と危機管理」というテーマの講演では、その大切な心構えとして、かならずこれを紹介しています。

宮本武蔵が遺してくれたこの言葉をじっくりと味わって、それを自分の危機管理、健康管理の心構えの柱にしてください。安全確保、そして健康の維持増進にきっと役立ちます。

「神仏を尊び神仏に頼らず」

Part

2

パイロットに学ぶ健康の知恵とワザ

Chapter 6

日々の心がけこそ健康の源

飛行機は、昇降舵でピッチと呼ばれる上下の姿勢をコントロールし、補助翼と方向舵でバンクという左右の傾きをコントロールして飛行します。出発地空港から上昇して巡航高度に到達して高度を維持する際や、目的地空港に向かって降下する際にはピッチをコントロールし、針路を変針、維持する際はバンクをコントロールします。

このように、飛行機は自機の姿勢をコントロールして、目的地まで飛行することができます。

人生についても、まったく同じことが言えます。自分の心の姿勢をコントロールし、そのとおりに行動してはじめて、目的や夢を達成できるのです。

健康についても、「健康を維持し、増進する」という目的に向かって、自分をコントロールすることが何よりも重要です。そのためには、日々の心がけが大切になってきます。

私は42年間、一度も病気で休んだこともなく、半年に一度の厳しい航空身体検査にパスし続けてきた経験から、健康を維持し、増進するために、日々いろいろなことを心がけてきました。

心がけというものは、放っておくと、朝起きたときには消えてしまっています。毎日思い出して自分に言い聞かせることによって、心の習慣にし、消えないようにする必要があります。そのためには、紙に書いて目の見えるところに貼っておくなど、消えない工夫をすることも大切です。

健康の維持増進は、この日々の心がけが源となります。この章では、私が日々心がけてきたことをご紹介します。そのなかから、ご自分に合ったものを選んで、健康の維持増進に役立ててください（具体的なテクニックやコツについては、それぞれ次章で詳しく紹介しています）。

バランス

◉目の遠近バランス

ビジネスにおいても、日常生活においても、最近はパソコンや携帯電話に向かう時間が増えています。目からわずか数十センチという距離の画面に、焦点が固定されてしまっている時間が長く続くのです。

物を見るときは、毛様体筋という眼の筋肉で、レンズの役割を果たしている水晶体の厚さを調整し、網膜に映像を映しています。長時間にわたってパソコンや携帯の画面ばかり見続けていると、水晶体を調整する毛様体筋の柔軟性がなくなってきます。

近年、昔に比べて、メガネをかけている人が増えたように感じませんか？特に小・中学生にメガネをかけている割合が増えたのは、外で遊ぶ時間が減り、長時間、携帯やパソコン、テレビ（ゲーム）の画面に向かっていることが多い、という生活様式によるものではないでしょうか。

パイロットは飛行中、常に内と外をバランスを見ています。特に、滑走路に向かう最終進入から着陸にかけては、計器と滑走路を交互に、1秒前後の間隔でチェックしながら、安定した進入、着陸操作に努めます。その間の目は、近いところと遠いところとを交互に、しかも瞬時に焦点を合わせる、ということを繰り返しています。

このとき、毛様体筋は激しく活動しています。もし、この毛様体筋が硬くなって動きが鈍くなると、計器と滑走路に焦点を合わせるのに時間がかかり、目に映る映像がぼけて、安定した着陸操作ができなくなってしまいます。


近くも遠くも瞬間的に焦点を合わせる訓練として、私は車を運転するときも、メーターと遠くを交互にバランス良く見て、1秒で焦点を合わせる、ということをやっています。また、駅のホームで電車を待っている際には、自分の前に並んでいる人の髪の毛の1本1本を見た後に、向かい側のホームの広告に書かれている電話番号を読むことも、訓練に加えています。

また、パソコンで1時間作業をしたら、ちょっと休んで遠くを見たり、携帯でメールの送受信をした後は、かならず遠くを見るように心がけています。

遠近のバランス良く使うことを心がければ、視力も維持できます。私は実際、40歳代の中頃に老眼になりかけましたが、遠近を交互に見る訓練を毎日、半年ほど繰り返しているうちに、元どおり回復することができました。そして、60歳を超えても、老眼鏡をまったく必要としません。遠視力も、一時0・

8と0・7に落ちたことがありますが、これも現在は両目とも1・2に回復しています。

◉姿勢のバランス

身体の姿勢もバランスが崩れると、肩こりなどの症状になって現れることがあります。パイロットは長時間座り続ける仕事なので、腰痛になりやすいものです。私も30歳代後半の頃には、時々腰が痛くなって、整体院に通ったことがありますが、その頃の靴の底を見ると、偏減りをしていました。歩くときに身体の左右のバランスが崩れ、足にアンバランスな力がかかっていたのです。

そこで、体重を減らすために始めたウォーキングでも、バランスを意識して歩くようにしました。たとえば、公園やサイクリングロードなど車が通行しない場所で、目をつぶって、まっすぐ歩きながら10数えます。最近では、15、20と数えても、まっすぐに歩けるようになりました。

こうしたウォーキングを続けるようになってからは、靴底の偏減りも、腰の痛みもまったくなくなりました。

また、携帯電話で入力する場合も、右手の親指を使ったり、左手の親指を使ったりしています。もともと右利きですが、意識して左手で入力をしているうちに、最近では左手入力のほうが速くなったほどです。

◉食事のバランス

食事のバランスは、健康維持にとって大変重要な要素です。理想は、1日3回の食事において、できるだけ多くの食品をバランス良く食べることですが、実際にはなかなか難しいものです。

そこで私は、3日間か1週間、場合によっては、10日間の平均でバランスをとるようにしています。カロリーコントロールも同様に、3日間から1週間の平均でバランスをとります。

外食やファストフード、コンビニ弁当の機会が多くなると、どうしても野菜不足になりがちです。野菜不足も、3日間あるいは1週間の平均でバランスをとるように心がければ、さほど大変な思いをせずに、栄養のバランスを保つことができるのではないでしょうか。

◉適度の飲酒

パイロットは、乗務の12時間前には飲酒は禁止されています。12時間前であってもフライトに影響のある飲み方は、してはならないことになっています。車の運転でも、最近は飲酒運転がより厳しく取り締まられるようになっています。

飲酒と健康に関しては、飲みすぎないことは当然ですが、週に2回は休肝日を設けることなどが一般に言われています。また、昔から「酒は百薬の長でもあり、百毒の長でもある」とか「酒一杯、ひと酒を飲む。酒二杯、酒を飲む。酒三杯、酒ひとを飲む」と言われたり、「酒と女は二合まで」などという言葉もあります。これらの戒めは、いずれも飲む量、飲み方を諭しています。

飲む量と飲み方に気をつけ、何より飲みすぎないことが重要です。3日や1週間で平均で1~2合に止め（1日あたり）、1週間に一度は48時間以上の「休肝日」を設けること、そして、お酒は楽しく飲むことです。

お酒の飲み方、飲む量、「休肝日」を設けて肝臓を労わる習慣を作るかどうか、それら次第で、健康だけでなく、人生そのものにも大きな影響を与えます。

病気の予防

◉「がん、心筋梗塞、脳梗塞には絶対ならないぞ！」と決意

万人の願いである「健康で長寿」を全うし、自分の夢を実現するには、まず何よりも、何億人もの兄弟や姉妹を代表して生まれてきた尊い命を、病気や交通事故などで落とさないことが大前提となります。

私自身、当面は60歳まで、そして定年を迎えた後も引き続き65歳まで機長で飛び続ける、という明確な目標達成のために、病気で死んだり、交通事故で無駄死になんて絶対しないぞ、と決意し、さまざまな工夫や努力を続けてきました。残念ながら、日本航空の経営破綻によって、63歳6か月で翼を降ろすことにはなりましたが、今も生涯現役で社会に貢献するという新たな目標に向かって、あらゆる心がけと実践を続けています。

病気で死なないためには、死亡率の高い病気にならなければいいのです。日本人の三大死因は、がん、心筋梗塞（心疾患）、脳梗塞（脳血管疾患）です。この3つの病気を避け、交通事故に遭遇しないよう注意し、自ら命を絶つことをしなければ、高い確率で天寿を全うできるはずです。

いずれの病気も、リスクマネジメントの視点に立って、その主な可能性を減らすことが大切です。リスクマネジメントは、【未然防止—被害局限対応—回復措置—再発防止】の一連のマネジメントで、このサイクルで一番大切なのが未然防止であることは、言うまでもありません。

リスクマネジメントは、確率の問題でもあります。確率を減らすことが重要であり、傾向が見られたうちに対応することが未然防止につながります。

がんも、心筋梗塞も、脳梗塞も実際に発生（発病）した場合は、重大な事態に至る大きなリスクをもっています。これら三大死因で命を失わないためには、まず「自分は、がん、心筋梗塞、脳梗塞には、絶対ならないぞ」と決意します。そして、徹底して予防を行ないます。

三大死因は、いずれも生活習慣病と言われるものです。人生の目標を達成する前に死んでしまうことがないよう、自分をコントロールしながら、正しい生活習慣を作り上げていきましょう。

◉がんにならないよう実践していること

がんを予防するために、食事、排泄、運動、睡眠、ストレスコントロールの生活習慣について、私がそれぞれ心がけていることを紹介しましょう。これらに関する詳細は、かかりつけの医師から指導を受けることもできますし、医学書やインターネットなどで容易に調べることもできます。

すべてを毎日実行することは物理的にも不可能ですが、毎日意識して心がけ、そのときの状況に応じて、できるものを実行します。ここでも、大切なのは継続して習慣化することです。

［食事についての心がけ］

①カロリーコントロール（3日間、1週間の平均でコントロール）
②野菜、豆類、海藻類を積極的に食べる
③脂肪、油物はできるだけ少なく
④塩分控えめ
⑤カビの生えたもの、焦げたものは食べない
⑥アルコールは2合まで。そして休肝日を設ける
⑦タバコは吸わない（30代半ばでやめました）
⑧よく噛んで食べる
⑨食べるときは、食べることに集中して、楽しく、美味しく食べる

[排泄についての心がけ]

①できるだけ繊維質のものを食べる
②水を飲む。特に朝の起きがけには、コップ1杯の水を必ず飲む
③ウォーキングを毎日やる。腸の蠕動運動を促す効果がある
④便の色と形、尿の色、泡、においで自分の健康度をチェック
⑤便秘気味の状態が続いたときは、さつま芋をふかして食べる
⑥早寝早起きで、規則正しい生活パターンの習慣を作る
⑦ストレスを溜めない

[運動についての心がけ]

①ウォーキングを中心に、できるだけ身体を動かす
②ウォーキングをする余裕がないときは、通勤途中などでも大股、速足で歩き、エスカレーターと階段があるところでは、必ず階段を使う
③電車で立っているときは、ひと駅ごとにつま先立ちとかかと立ちを2、3回繰り返す
④隙間時間に、スクワットを4~5回やる

［睡眠についての心がけ］

①早寝早起きの習慣を作る
②睡眠時間が充分とれない場合は、3日から1週間の平均で7時間前後、寝るようにする
③徹夜仕事や海外から帰ってきた翌日は、眠りたいだけ眠って、1日でリカバーする
④寝る前の飲食は避ける
⑤寝る前に「ああ、今日も生きていてよかった」と感謝する
⑥疲れも、ストレスも、風邪も、寝て治す

［ストレスコントロールについての心がけ］

①不平・不満は口にしない
②「～だからありがたい」「～だからこそできる」という発想をする
③嫌なことがあっても「別に殺されるわけではない」と考える
④休日や休暇は「充電」ではなく「放電」する
⑤寝る前に「ああ、今日も生きていてよかった」と感謝する
⑥マイナスの考えや感情が湧いてきたら、それにマイナスの言葉をかぶ

せ、二重否定によってプラスにしてしまう

◉紫外線を長時間浴びない

人間は日光なしでは生きていけません。紫外線は、骨を作るカルシウムを再生するビタミンDにとって必要なものであり、殺菌作用や免疫力を高める作用もあって、健康にとっては大切なものです。

同時に、紫外線を長く浴び続けると、皮膚がんや白内障になりやすいというリスクもあります。世の中に存在するどんな良いものでも、それとの付き合い方、程度が問題であり、何でも度が過ぎると害になることがあるのです。紫外線も、その例外ではありません。

高度1万メートルを飛行するパイロットは、地上で働く人の何倍もの紫外線を浴びています。私が実践している紫外線対策には、次のようなものがあります。

【紫外線対策における心がけ】

①日中のフライトに際してはUVカットのサングラスを使用（これは一般の方には参考にならないかもしれませんが……）

②夏場に長時間、車を運転する場合は、UVカットのサングラスを使用する
③長時間、屋外で仕事する場合は、帽子をかぶり、かつ長袖のシャツを着る
④海水浴やプールでは、必ず日焼け止めを塗る

オーストラリアは、海岸付近以外は広漠たる土地が広がっている大陸で、太陽の光を浴びる時間帯が多いせいもあり、皮膚がんの発生率が非常に高いそうです。そのため、皮膚がんを予防するための紫外線対策として、3S1Wという運動を展開しています。これは、「Slap（帽子をかぶりましょう）」、「Slip（長袖を着ましょう）」、「Slop（日焼け止めを塗りましょう）」、「Wrap（サングラスをかけましょう）」の頭文字をとったものです。

私はシドニーやブリスベン、ケアンズにフライトしていましたが、お土産用の絵葉書のなかに、サングラスをかけたカンガルーがサーフィンをしている姿が描かれているほど、この運動は浸透しています。

私が心がけている紫外線対策も、オーストラリアの3S1W運動と一致していますので、皮膚がん予防には効果があると思います。

◉健康診断を活かす・検診を積極的に受ける

「予防は治療に勝る」――これは、まず間違いありません。予防を徹底するには、身体検査、健康診断、検診を積極的に受診し、その結果や医師からの指導、アドバイスを生活習慣の改善に活かす、という簡単な方法が一番の近道です。

私も、会社が行なう健康診断や航空身体検査で指摘されたことは、素直に対応してきました。その他にも積極的に検診を受け、胃カメラは毎年、大腸カメラは2~3年に一度は受けています。胃がんは転移しやすく、胃カメラは毎年受診したほうがよいそうです。一方の大腸がんは進行が遅いので、2~3年に一度でよいと言われています。

また、PSAという前立腺がんの可能性を示す値が、一時4・0~5・0あたりになったことがありました（正常値は一般に4・0以下）。その際には、泌尿器科での定期健診と、がんセンターでのMRI検診を行ないましたが、異常は認められず、安心しました。

しかし今後も、定期的に血液検査を受け、数値が正常値を超す傾向にある場合は、精密検査を受けて早めに対応したいと思います。

飛行機も、たとえ故障がなくても、決められた期間ごとに綿密な定期点検が実施されています。車も、故障がなくても定期点検をすることが法律で定められており、そのおかげで、最近では車の故障による事故はほとんどありません。

人間も、病気として現れていなくても、定期的に健康診断、検診を受け、傾向が見られたら手を打っておけば、病気にならずにすみます。「予防は治療に勝る」は、健康の維持にとって、まさに原理原則なのです。

◉心筋梗塞にならないよう実践していること

心筋梗塞の危険因子としては、喫煙、糖尿病、高脂血症、運動不足などが知られています。そして、これらによって動脈硬化となり、リスクが発生する確率が高まった際に、実際に心筋梗塞の引き金となるのは、ストレス、睡眠不足、過度の疲労や頑張りすぎなどだと言われます。

私は、これらを避けるために、次のようなことを実施しています。

①禁煙（すでに30代の中頃にやめました）
②塩分を摂りすぎない。甘いもの、脂肪分の多いものを食べすぎない
③食事のカロリーコントロールとバランスに気をつける

④ストレスとうまく付き合う
⑤運動不足にならないように、歩くことを意識して行なう
⑥ぐっすりと眠る
⑦健康診断を受け、心電図に不整脈などの異常がないかをチェックしてもらう

◉脳梗塞にならないよう実践していること

脳梗塞は、その名のとおり、脳が塞がることです。血栓と呼ばれる血のかたまりができて血管がふさがり、血液が脳に流れなくなって、脳細胞に酸素や栄養を運ぶことができなくなる病気です。

脳梗塞の危険因子には、高血圧、心臓病、高脂血症、糖尿病などがあり、予防としては、次のようなことを心がけています。

①脂っこい食事を避ける
②血液が濃くなりすぎないように、水分をこまめに摂る
③食生活はバランス良く、塩分、甘いもの、脂肪分の摂りすぎに注意
④血圧、体重を毎日チェックして、高血圧、肥満を防止する

⑤ストレスとうまく付き合う
⑥運動不足にならないように、歩くことを意識して行なう
⑦ぐっすりと眠る
⑧健康診断ではコレステロール値に注意し、食事のコントロールをする

◉体重、血圧、塩分のコントロール

心筋梗塞も脳梗塞も、簡単に言えば血管の異常、老化です。最近は血管年齢などというものも聞きますが、血管を詰まらせない、硬くしない、老化させないためにはどうしたらよいか、シンプルに考えて対策を実行します。

私が実践しているシンプルな対策とは、体重、血圧、塩分の3つのコントロールです。

そのうち、体重と血圧は数字でコントロールできます。体重計は「ヘルスメーター」とも言われるように、毎日測って記録しておけば、カロリーコントロールや運動量を調節する際の良い指標となります。血圧は、血圧計で毎日、朝と夜の2回測って記録しています。

そして、塩辛いものをできるだけ控え、また、薄味にも慣れるように意識して心がけています。

これらをしっかりと心がけて習慣づけていけば、かなりの確率で心筋梗塞と脳梗塞を予防することができると信じて、実践しています。ここで注意すべきことは、体重にしても血圧にしても、測ることが目的なのではなく、目標数値になるようにコントロールすることが重要です。さらに、最終目的は、健康の維持増進だということを忘れてはいけません。

日本人は戦略がないとか、戦略が甘いとよく言われます。戦略とは目的であり、その目的を達成するための手段が戦術です。几帳面で真面目な日本人の傾向として、手段に一生懸命力を入れるあまり、つい目的を忘れ、それに対する意識が薄くなってしまい、結果的に戦略がない、甘いということになってしまうのです。

健康管理においても、手段である日々のデータに一喜一憂するのではなく、数値を表やグラフにまとめて全体から傾向を把握して、それが目標に向かっているかどうかを確認し、目標に向かっていないなら、なぜかという原因を分析し、自分の日頃の食生活や運動の量を見直していかなければいけません。

健康管理も、【計画―実行―評価分析―見直し】というPDCAのマネジメントサイクルを回すことです。目的と手段を明確に分けて考え、広く大きな眼で見て、目的を見失わずに、常に自分の行動を目的に向かって修正していけば、健康を維持増進するという目的を達成できるはずです。目的と手段の峻別、ＰＤＣＡのマネジメントサイクルを継続的に回していく考え方、取り組む姿勢は、そのままビジネスにも活かされるでしょう。

事故の予防

◉交通事故に遭わないよう実践していること

がん、心筋梗塞、脳梗塞にならなくても、交通事故で死んでしまっては、元も子もありません。そこで私は、交通事故には絶対遭わないよう気をつけています。

車の運転における安全確保は、飛行機の運航における安全確保の心構えを、そのまま活かすことができます。パイロットは、安全の確保においてはプロ中のプロと言ってもよいのではないでしょうか。

パイロットの安全確保に関する感性は、パイロット仲間が運転する車に乗せてもらったときに、よくわかります。車間距離のとり方、交差点での運転操作、バックミラー、サイドミラーへの注意配分は、おしゃべりしながら運転していても、目は常にまんべんなく周囲の様子をチェックしており、しかも、自分の車がどの程度危険に近づいているかどうかを意識しながら、かつ他の車への配慮もしています。

加減速の際も、同乗者にできるだけ感じさせないように運転しています。これは、飛行機で地上滑走しているときの操作や、ターミナルスポットに完全停止する際のブレーキ操作などに、細心の注意を払っている習慣からきています。

タクシーに乗っていると、危険を感じて身構えたり、急加速や急ブレーキの不快感を味わったりすることがありますが、パイロット仲間が運転する車では、こうした経験は一度もありません。

パイロットと同じくらい、あるいはそれ以上、安全運転しているなあと思った経験があります。当たり前と言えば当たり前かも知れませんが、それは、警察官の車に乗せてもらったときのことです。さすが、とうなってしまいました。

ある警察署に講演に行く際、宿泊先のホテルまで若い警察官が車で迎えにきてくれました。その警察官が、私といろいろ話しながら行なっていた安全確認、操作のスムースさなどは、決して私に見せるためのものではなく、自然に身についているものでした。私は、彼の安全意識、責任感に心から敬意の念を感じました。安全と同乗者の快適性への注意配分が絶妙になされており、その若い警察官の運転から学ぶことは多々ありました。

私は運転免許を取得して以来37年になりますが、無事故無違反を続けています。車の運転が特別うまいわけではありません。ただ、事故は絶対起こしたくない、もらい事故も嫌だ、無駄死にはしたくない、そう思って運転しているだけのことです。

自分だけではありません。同乗者、対向車の運転手と同乗者、歩行者など、自分の車のまわりにいる人ひとりひとりが、かけがえのない命、人生をもっています。車は便利なものですが、一瞬にして凶器に変わる危険性を常にもっています。車が凶器になるか、便利な乗り物でいるかは、運転技術よりも、むしろ運転する人の意識によるところが大きいのです。

飛行機の運航において、安全確保の要諦は、「愚直なまでに基本と確認の徹底」にあります。車の運転も、まったく同じです。

基本は、教習所で教わった、運転に関する誰でも知っている基本的なこと、当たり前のことです。万が一忘れてしまっても、運転免許証の更新の際に受け取る「交通の教則」「安全運転」といった教本に書いてあります。

確認は、信号や交差点では左右を確認し、交差点以外でも、目は一点に集中せず、周囲をよく見て安全確認すること。カーナビばかり見ないで、外をよく見て、あくまで自分の目で安全を確認することです。

◉間をとる

それから、もうひとつ安全運転で大切なことは、「間」をとることです。安全文化の構築のひとつに「間」の文化がありますが、車の運転においても、この「間」が大切です。

ちょっと「間」をとって確認するのはもちろん、車と車の「間」をとる、つまり車間距離を充分にとることが大切です。高速道路などでは、充分な車間距離をとっておくと、すぐに後ろからきた車に入られてしまいますが、それでもいいのです。「どうぞ、お先に」と自分に言い聞かせて、また充分な車間距離をとればいいのです。

一般道路でも、前の車との車間距離をとって走っていると、後ろからイライラした車がピッタリとくっついてくることがありますが、その煽りには負けないで、制限速度を守り、充分な車間距離を維持しましょう。

◉車の運転を見れば、その人の夢の大きさがわかる

飛行機もそうですが、車を運転（コントロール）する前に、どれだけ自分をコントロールできるかが、事故を起こさない、事故に遭わないための最大の課題です。交通事故は、病気とは直接の関係はありませんが、交通事故で無駄死にせず健康体を維持するという意味においては、運転技術より、むしろ自分をコントロールする心の健康や社会的健康と深い関係があります。

「Drive Your Dream」という車のキャッチコピーがありますが、車の運転を見れば、その人の夢の大きさがわかります。絶対に実現したい大きな夢があれば、自分の命を危険に晒すような運転は、決してしないはずです。

車ではありませんが、電車や地下鉄では、「人身事故の影響で大幅に遅れています」というアナウンスをよく聞きます。また、電車が来ているのに、ホームの端を平気で歩いている人を見かけます。電車との接触事故の確率を考えたら、怖くてとてもそんなことはできません。

交差点での信号待ちの際も、車道ギリギリに立って、信号が青になるのを待っている人がいますが、事故の可能性を考えると、やはり2、3歩下がって待つほうがいいのではないでしょうか。

安全確認はもちろんのこと、事故に遭う確率や自分と危険との距離感を把

握して行動すれば、事故に遭う確率、事故で無駄死にする確率をゼロに近いところまで減らすことができます。
これは、リスクマネジメント、危機管理の基本でもあります。

運動について

◉ウォーキングを始めよう

私は、37歳のときに、航空身体検査で肥満度と高尿酸値を指摘されたのをきっかけに、ウォーキングを始めました。その当時、つまり1980年代の前半頃は、ウォーキングはまだそれほど普及しておらず、ジョギングをしている人の姿のほうが多かったものでした。

当初の目的は確かに体重を減らすことでしたが、途中から歩くこと自体が楽しくなってきました。ウォーキングは、日本でも、フライトで行った海外の滞在先でも、気軽にできます。いつでも、どこでも、道具も要らず、どんな服装でもできます。また、駅などで階段とエスカレーターの両方がある場合は、必ず階段を使います。歩く機会をみすみす捨ててしまうのはもったいないですからね。

ウォーキングを始める動機は、何でもいいのです。減量のため、血圧を下げるため、運動不足の解消のためなど、いろいろとあるかと思いますが、とにかく、歩き始めることが重要です。
歩く習慣がつき、歩くことが楽しくなってくると、いろいろな効果が現れます。その例と、歩くときに私が心がけていることを挙げてみましょう。

[ウォーキングの効果]

①体重が減る
②血圧が下がる
③姿勢が良くなる
④腰痛がなくなった
⑤夜には熟睡できる
⑥気分が爽快になる
⑦自然に対する感性、五感が磨かれる
⑧歩きながら目の訓練ができる
⑨免疫力が向上した
⑩風邪を引かなくなった

⑪ストレスが解消される
⑫歩きながらさまざまなアイディアが浮かんでくる

[ウォーキングをする際の心がけ]

①歩く前は準備運動、歩いた後には整理運動を
②できるだけ大股に速足で歩く
③時々ゆっくりとしたペースで
④周囲の景色を楽しみながら歩く
⑤顎を引いて、姿勢をまっすぐ保ちながら歩く
⑥歩く前と、歩いているときは喉が渇く前に、充分な水分を摂る
⑦楽しく歩く
⑧歩きながら浮かんだアイディア、気づいたことをメモしておく

◉世界の街角を歩く楽しさ

私は、フライト先の都市での滞在中には、第一義的には時差調整、第二義的に健康の維持向上のために、その街を歩き回りました。そのように海外の街角を歩くことが、フライトの一番の楽しみでもありました。

私が歩いた世界の街角をいくつかご紹介します。

①ホノルル

何といっても、歩いていて一番気持ちがいいのは、ハワイです。心地好い貿易風が頬をなで、微かに漂うプリメリアの花の香りに包まれて、胎児の頃に母親の胎内で聞いたような、安心感を蘇らせてくれる波の音を聞きながらのウォーキングは、まさに天国そのものです。

なかでも、ダイヤモンドヘッドから太陽が昇る前の早朝に、ワイキキの浜辺を素足で歩く気持ちの良さは格別です。土踏まずでしっかりと地球のエネルギーを受け止めながら、水際に自分だけの足跡を残して歩く。しばらくして振り向くと、その足跡も、浜辺に打ち上げられる波に、何もなかったかのように消されている。

ワイキキの浜辺の早朝ウォーキングは、地球と自分との一体感を味うことができ、歩く楽しさを直に与えてくれます。

②パリ

パリでのウォーキングも、早朝、セーヌ河畔を歩くのが楽しみです。

まだ人通りもほとんどなく、昼間は世界中から訪れる観光客でいっぱいになる遊覧船もまだ眠っているセーヌ河沿いを、100年前とほとんど変わらないパリの光景を目にしながら歩いていると、やがて東の空が茜色に染まり始めます。エッフェル塔の向こうから、ゆっくりと昇る朝陽を浴びながらのウォーキングは、ハワイとはひと味違った爽快感を味わうことができます。

もうひとつ、パリでのウォーキングの楽しみに、パリがもっともパリらしくなる晩秋の街角があります。枯れ葉を踏みしめながら歩くと、なんとなく恋をしたくなるような感傷に浸り、大人のパリを味わえる時季なのです。

③ロンドン

同じヨーロッパでも、ロンドンでのウォーキングは、パリとはまた違った味わいがあります。ロンドン市内には大きな公園がいくつもあり、ロンドンっ子の憩いの場となっています。

私はいつもハイドパークを歩いていました。数ある公園のなかでも一番面積が大きく、今は亡きダイアナ妃の住んでいたケンジントン宮殿があります。冬でも緑を保ったままの芝生が広がり、2つの大きな池があって、ロンドン市民は、それぞれ思い思いの過ごし方をしています。

私は、そうしたロンドンっ子を横目で見ながら、いつものように大股で速足で、約1時間かけて1周します。そしてホテルに戻り、汗ばんだ身体をシャワーで流して、心地好い疲れのなかで仮眠に入って、日本へのフライトに備える、というのがお決まりのパターンでした。

ハイドパークでのウォーキングでは、時々野生のリスに会えることも楽しみのひとつです。速足で歩いているときにリスに出くわして、静かに立ち止まると、リスはすぐそばまで寄ってきて、後ろ脚で立ち上がり、前脚は、まるで両手を胸に当てるような仕草をします。その何ともいえない可愛らしさに、思わず微笑み、つい触りたくなって近づくと、サッと逃げられてしまいます。私は自分の行動を反省し、また歩き出すのです。

④サンフランシスコ

サンフランシスコは、霧と坂の多い街です。坂が多いということは、ウォーキングによって脂肪を燃焼させるためにも、有酸素運動として都合の良いコースということです。かなり急な勾配があり、しかも長く続くのがサンフランシスコの坂の特徴です。最初から調子に乗って速足で歩き始めると、ひとつの坂を上りきらないうちに息切れしてしまいます。

代表的なパウエル通りの坂を中心街に向かって上っていると、鈴生りの乗客を乗せた、サンフランシスコ名物のケーブルカーが追い抜いていきます。サンフランシスコは、アラスカからの寒流の影響で、夏でも長袖が手放せません。上り坂で汗びっしょりになった身体が、下り坂では段々冷たくなり、フィッシャーマンズ・ワーフにたどり着く頃には、すっかり冷えきってしまいます。

そこに、これまた名物の温かいクラムチャウダーが待っているのです。サンフランシスコを歩く楽しみは、起伏に富んだ坂道と、ウォーキング後の、器のように穴を掘った丸いパンからすする温かいクラムチャウダーです。

⑤シドニー

南半球オーストラリアのシドニーでのウォーキングは、時差は日本と1時間しかないのに、季節を裏返した大気の中で歩くという不思議さを味わえます。陽射しの方向など頭の中で考えながら歩かないと、北と南を勘違いしてしまう奇妙さは、何とも表現できません。

シドニー一の繁華街であるジョージ・ストリートを海に向かって歩き、途中から右に逸れてエリザベス・ストリートを横切ると、植物園公園に入っていきます。ここが、シドニーでのウォーキングのメインコースです。

この植物園公園の中を小一時間ほど歩いた後、オペラハウスを回り込むようにしてフェリーの桟橋を通り、その対岸からシドニーの象徴であるオペラハウスをしばらく眺めてから、またジョージ・ストリートを歩いてホテルに戻ります。

シドニーでのウォーキングは、これといった特徴はありませんが、何といっても、日本を出発したときの季節をひっくり返して、南半球を歩いているという不思議な気分に加え、紫外線を強く感じるものの、明るい陽射しのもとで歩ける機会が多く、爽やかな気分も味わえます。


私は国際線に乗務することが多かったため、ここでは海外の代表的な街を歩く楽しみを紹介しましたが、日本のどの地方にも、あるいは自分が住んでいる街の周辺にも、季節ごと、時間帯ごとに、歩く楽しみはいくらでも転がっているはずです。歩く楽しみを見つけて、知らぬ間に歩く習慣が身についてくると、それが自然に健康な心身に結びついてきます。ぜひ、歩く楽しみを見つけ、味わってみてください。

◉貯筋をする

歳を重ねると、若い頃と比べて、ちょっと食べすぎただけですぐに太ってしまいます。運動量が少なくなっていることにもよりますが、筋肉の量が減っていることも関係します。

基礎代謝は、筋肉量によって決まります。基礎代謝とは、特に運動をしなくても、寝ていても消費するエネルギーのことで、1日の消費エネルギーの60〜70パーセントを占めています。残りの20〜30パーセントが運動で消費し、10〜20パーセントが食べたものを消化・吸収する際に消費します。

基礎代謝の量が小さくなれば、肥満を予防するには、運動量を増やすか、食事のカロリーを制限するしかありません。若い頃に比べて運動量を増やすということは、なかなか容易なことではありません。また、食べる量を減らしたりカロリーコントロールすることも、付き合いの酒席が多いビジネスマンには難しいことです。

残された手段は、筋肉をなるべく減らさず、維持すること。お金を貯金するように、いつまでも健康でいるためには、「貯筋」を心がけましょう。私はその方法として、「歩く」ことを大切にしています。

排泄の大切さ

◉入れること以上に、出すことの大切さ

食べることが、健康にとって重要な要素であることは言を俟《ま》ちません。しかし、アフリカなど貧しい地域では食べ物がなくて餓死する子どもたちがいる一方で、日本のように飽食の時代に浮かれている環境では、食べること以上に、いかに排泄するかがより大切になってきます。

不規則な生活やストレスが溜まる環境では、排便も不規則になりがちです。国際線を飛んでいると、一日が30時間以上になることもあり、朝起きて夜寝るまでに6回も食事をすることがあります。あるいは、1回フライトすると、夜が2つか3つなくなってしまうこともあります。

こうした生活のなかでは、排便も不規則になりがちで、2、3日便通がないときもありました。そうすると、体内には老廃物が蓄積します。老廃物はさまざまな病気の要因となり、痔主にもなりやすいうえ、大腸がんが発生するリスクも増大します。

私は幸い、病気にもならず、痔主や大腸がんにもなっていません。それは、できるだけ食物繊維や水分を多く摂るように心がけ、よく歩くことによって

腸の蠕動運動が促されているからだと思います。そして、もうひとつ、ストレスを溜めないことも、大きな効果があると思います。このことが健康に大きく寄与していると思うと、とてもありがたいことです。

「入れることより、出すことの大切さ。入りと出のバランスの大切さ」が健康を支えている要因のひとつだと思います。

◉便は色と形で健康度をチェック

良い色、良い形の便が出たときは、爽快な気分になります。特に、時差と闘いながらフライトをしていると、どうしても便通は不規則になり、便秘気味になりますので、良い便が出たときは本当に嬉しくなります。

100人の人に、美味しいものを口にしたときの幸福感と、良い排泄をしたときの爽快感、どちらがより良いかをたずねたら、その答えは、おそらく半々ではないでしょうか。健康に関心をもっている人なら、爽快感に軍配をあげるでしょう。私も、もしそのようなアンケートを受けたら、迷わず爽快感のボタンを押します。

◉尿は色と泡とにおいでチェック

1日数回の排尿の機会に、尿の色と泡とにおいを注意してチェックすることも、自分の健康状態を把握する良い情報となります。

尿の色は通常、透明で淡黄色をしており、朝起きたときや激しい運動をした後、疲れているときなどは、濃い黄褐色になる場合があります。しかし、赤く濁っていたり、赤褐色の場合や、今までと違う色が数日間も続いたときは、血尿や尿潜血、その他の排尿器官の異常などが考えられますので、泌尿器科や内科の診断を受けたほうがよいでしょう。

尿の泡立ちは、出る勢いでまちまちですが、通常はすぐに消えます。しかし、泡立ちの量が異常に多く、なかなか消えにくいなどの場合は、何か異常があるはずです。尿蛋白や糖尿病の可能性も考えられます。生ビールの泡はビールを美味しくしますが、排尿時の多量の泡は嬉しくありません。

トイレが汲み取り式の時代、汲み取り業者は、トイレを見るだけで、その家に糖尿病の人がいるかどうかがわかった、という話を聞いたことがあります。糖尿病の人がいる家のトイレには、糖に群がる蟻がたくさんいるからだそうです。

尿が甘酸っぱいにおいをしている場合は、糖がたくさん出ている可能性があります。尿は腎臓で作られていて、腎臓は肝臓と同様「沈黙の臓器」と呼ばれ、悪化するまで自覚症状がないのが糖尿病の特徴と言われています。それだけに早期発見が重要です。

危機管理も健康管理も未然防止、予防が大切です。そして、その成果を確実にあげるためには、ちょっとした予兆を見逃さない、わずかな傾向のうちに手を打つということがポイントになります。特に、悪化するまで自覚症状のない腎臓や肝臓については、より注意が必要です。

尿の色、泡、においが、腎臓などの健康状態や傾向を教えてくれます。異常な傾向が続く場合は、早めに医療機関に診てもらうことが、大事に至らずに済む方法です。私も以前、軽い潜血を認めたことがあったことと、血液検査で前立腺がんの疑いを示すPSA値が正常値を超えたことがあったために、毎日尿の状態をチェックし、特に異常がなくても、半年に一度は泌尿器科の検診を受けています。

自分なりの健康観として、入れるものより、出たもののほうが重要である、と考えています。「何を食べるか」より、「どんなものを排泄したか」が健康の状態に直結していると考え、食べるもの以上に、出たものをチェックしています。

健康に良くないものを1週間食べ続けても、すぐに病気になるわけではありませんが、いつもと違う、異常なものが1週間出続けたとしたら、確実に身体に異変が起きているはずです。

◉積極的に水を飲む

人間の体重の60パーセントが水分です。筋肉の75パーセント、脳の80パーセント、さらに驚くことに、骨でさえ50パーセントが水分から成っています。このことを考えると、体内の水分とどのように対応するかが、健康にとってても大きな意味をもつことがわかるでしょう。

体重の60パーセントが水分というのは成人の平均であって、赤ちゃんのときは80パーセントが水分から成り、加齢に従って水分の割合が減って、後期高齢者になると55パーセント前後になると言われています。老化は水分の量とともに進むとも言えます。

高齢になると、夜トイレに起きる回数が増えるため、なるべく水分を摂りたくないという男性が多いですが、「水も滴るいい男」でいるためにも、トイレの回数などは気にせず、水はしっかりと飲みたいものです。

私は、一日2リットル以上は飲むように心がけています。朝起きたときは、まずコップ一杯の水をかならず飲みます。この水は、夜寝ている間に体内に溜まった不純物を体外に排泄するために、大変重要な働きをします。また、睡眠中にドロドロになった血液をきれいにする作用もあります。さらに、朝の起きがけに水を飲むことにより、腸の蠕動運動を活発にして排便を促し、規則正しい排便の習慣を促進して、便秘、痔、大腸がんの予防にもなります。

夜の就寝前にも、コップ半分程度の水を飲むようにしています。これは、寝ている間に血液の濃度が高まるのを少しでも抑えるためです。その結果、夜中の3時から4時にかけて一度トイレに起きることがありますが、トイレに起きるのを覚悟で、血液サラサラを優先しています。

ウォーキングの際にも、まず水を飲んでから歩き始め、ペットボトルを持って水を補給しながら歩きます。

夏になると熱中症による死亡が報道されますが、こうした事故を防ぐには、のどが渇く前に水分を補給することが大切です。のどが渇いたと感じたときには、すでに脱水状態は進んでいるのです。特に高齢者に死亡例が多いのは、高齢になるにつれて、のどの渇きを感じるのが遅くなり、手遅れになってしまうのではないかと思います。

特に、朝の起きがけと、運動の前、そして夏場には、積極的に水分を摂ることが大切です。

胃腸を鍛える

◉何を食べるかではなく、何でも消化できる胃袋を作る

食べることと健康の関係において、「何を食べるかではなく、何でも消化できる胃袋を作ること」ということの大切さは、長年の国際線パイロット生活で得た確信のひとつです。

今でこそ、ほとんどの国で、お金さえ出せば世界中の食べ物にありつけるようになりましたが、私が若い頃の70～80年代は、中華料理という例外を除いて、その国の食べ物以外を探すのは難しい状況でした。

特に中近東では、日本人の口に合わないものが多く、つい食べ残していました。あるいは、機内食で使った小さな醤油をポケットに忍ばせておいて、レストランの従業員に見つからないように、現地の料理にそっとかけて、それで何とか食べたりしていました。今思い出せば、その国に対して、そして、何よりも料理を作ってくれた人に対して、大変失礼なことをしていたものだと反省しています。

口に合うものだけを食べたり、醤油をかけて無理やり食べていたのでは、当然栄養のバランスが崩れてしまいます。食への不満、ストレスも溜まり、日本へ帰ってくると、その反動で大食いして、体重も増え、航空身体検査の数値が悪化していました。

「これではいかん。何とかしなければ」と考えた末に到達した結論が、「何を食べるかではなく、何でも消化できる胃袋を作ること」でした。そして、食文化は、その国のもつ文化のなかでももっとも古く、また、もっともその国の風土に合ったものです。ただ食べるだけではなく、その土地の風土、歴史、温度、湿度、におい、音などすべてを味わいながら食べれば、現地の人が食べているように、美味しく食べることができるはず、と考えたのです。

もちろん、すぐには現地の料理が美味しいとは感じられませんでしたが、五感で味わいながら、「美味しい」と自分に思い込ませながら、よく噛んで食べているうちに、だんだんと本当に美味しく感じられるようになりました。

そして、世界中どこに行っても、強く健康で生きるためには「何でも消化できる胃袋を作ること」が大切である、という確信が生まれました。同時に、食べ物は、その土地のもの、旬のものが、一番自然で美味《うま》い、ということもわかってきました。

◉大腸菌とお友達になれば、世界中どこに行っても怖くない

国際線を飛び始めて、東南アジアの国々に行くようになったばかりの頃は、水や食べ物にいくら注意を払っていても、下痢を起こしていました。また、インドやエジプトに滞在中、歯を磨くときも水道の水を使わず、日本から持参したペットボトルの水を使っていても、強烈な下痢症状に見舞われました。しかも、それを想定して、わざわざ日本から持参した胃腸薬を飲んでも、まったく効果がなく、ホテルのベッドで七転八倒したこともありました（幸い、フライトまでには軽症化して、無事にフライトを終えることができましたが）。

しかし、滞在回数が、増えるにつれ、下痢症状を発生することもなくなり、最近では、日本からペットボトルを持参することもありません。

初めて訪れる国、特に発展途上国では、どんなに注意していても、どこからか現地の大腸菌が体内に入ってきます。それまで自分の腸内になかった菌が侵入してくるので、それを排除しようと下痢を起こすのは当然のことです。

そこで私は、自分にとって未知の大腸菌が侵入する以上、その大腸菌と喧嘩するのではなく、「一度は下痢するのを覚悟して、一刻も早く現地の大腸

菌とお友達になればいい」という逆転の発想をしたのです。この覚悟さえあれば、世界中どこに行っても、もう怖くありません。

睡眠

◉いつでもどこでも眠る

国際線のパイロットは、常に時差と闘っています。一般に、1時間の時差を調整するには1日かかる、と言われています。7時間の時差なら1週間も必要だということになります。

今は、ヨーロッパへもニューヨークへも直行できる時代です。ロンドンなら9時間、ニューヨークなら11時間の時差を背負ってパイロットは乗務しています。1か月のうちに2、3往復、時には3往復半をすることもあります。ヨーロッパ便の次はニューヨーク便やシカゴ便ということだってあります。

乗客は機内で寝ることができますが、パイロットは、ヨーロッパ直行便やアメリカ大陸直行便などのような長距離便以外は、飛行中に眠ることはできません。長距離直行便で交替乗員のいる編成であっても、交替で2、3時間ずつ休むくらいのことしかできません。

国際線パイロットにとって、いかに時差を調整するか、どれだけうまく眠りのコントロールをできるかが大きな課題であり、また健康の維持にも影響してきます。

私も若い頃は、時差との闘いに悩まされました。海外の滞在先ホテルで日中に部屋にいると、つい深く眠り込んでしまい、逆に夜になると目が覚めて、悶々とした時間を過ごすはめになったものです。

日本に帰ってくると、昼間ゴロゴロとうたた寝してしまい、夜になって布団に入っても寝付きが悪く、眠ったかと思うとすぐに目が覚めて、冷蔵庫を開けて深夜の飲食をしてしまう、という不健康な生活パターンを繰り返していました。そして、時差が解消しないうちに、またフライトに出て行かなくてはいけません。

それでも、まだ若かったため、不整脈などの症状が出ることもなく、航空身体検査にも合格し続けることができたのではないかと思います。

35歳で機長に昇格して、40歳を過ぎた頃から、組織管理職として地上業務も月に10日間ほど担当するようになりました。その頃、時差に負けているようでは地上業務もフライトもいい仕事ができないということに気づき、「眠りをコントロールする以外に手はない」、それには「現地の時間に自分の身体を合わせるのだ」と決意したのです。

1日平均6時間か7時間の睡眠時間だとして、人は、人生の3分の1から4分の1を寝て暮らしています。私が50歳を過ぎても、60歳を過ぎても、30歳代、40歳代の人たちと同じくらい、あるいはそれ以上に元気にフライトを続けることができたのも、いつでもどこでもぐっすりと眠るよう自分をコントロールできたからではないかと思います。

◉良質な睡眠をとる

睡眠不足では、免疫力を高めるＮＫ細胞の活動が低下します。

夜ぐっすりと眠る良質な睡眠をとるためには、ストレスを溜めないことです。ストレスは、不平・不満、心配、疲れなどが蓄積すると高まるため、夜は風呂にゆっくりと浸かり、「今日も一日ありがとう」と感謝しながら床に入りましょう。そして、日中はできるだけ身体を動かすこと。少しでも歩くチャンスを活かすように心がけます。

また、睡眠ホルモンと呼ばれているメラトニンは、太陽の光が目に入るとその分泌が低下し、それから十数時間後に再び分泌しますので、朝起きたら朝日を浴びるようにすると、夜になってよく眠れます。

免疫力を上げる

◉心と生活の習慣で免疫力をアップ

「あの人は温室育ちで免疫力がなく、何かあると耐えられない、弱い」とか、反対に「あの人は打たれ強い」「いろいろな経験をしているから、粘り強く免疫力がある」など、人の免疫力についてもいろいろと言われることがあります。免疫力は、ひとことで言えば、健康を維持しようとする抵抗力です。

一般に、加齢とともに低下することが知られています。

しかし、若い人でも、すぐに風邪を引きやすい人、疲れやすく病気になりやすい人がいる一方で、かくしゃくとして、ほとんど病気知らずのお年寄りもいます。免疫力は、年齢よりもむしろ生活習慣や心理的な要素、心の持ち方の影響が大きいのではないかというのが、長年のパイロット生活からの実感です。

確かに20代の頃は、無茶な生活をしてもほとんど風邪を引くこともなく、疲れたりなどしませんでした。30代、40代になると、大きな病気こそしませんでしたが、気が緩んだときなどは風邪ぎみになったり、航空身体検査の数値が合格すれすれの値に悪化するようなこともありました。

しかし、50代になって、60歳まで厳しい航空身体検査に合格し続けようと心に決め、さらに60歳近くなったときには、65歳まで飛び続けて後輩のパイロットの目標になってやろう、世界に例のない超高齢化社会を迎えた日本で、年齢だって自分でコントロールできるということを、多くの国民にそのサンプルを示してやろうと決意してからは、免疫力も高まり、疲れもほとんど感じなくなりました。

成田空港のオペレーションセンターですれ違うパイロットの顔や表情を見れば、これからフライトに出発するのか、長距離フライトを終えて帰ってきたのか、ひと目でわかりますが、私は、ヨーロッパやニューヨークなど大きな時差のある長距離フライトから帰ってきた際にも、かならずと言っていいほど、知り合いのパイロットから「小林さん、これからどちらへフライト?」とたずねられたものです。

私が実践してきた免疫力アップの工夫は、心の姿勢のコントロールと生活習慣という両輪からなっています。

◉体温を上げて免疫力をアップ

体温と免疫力は密接な関係があります。体温が1℃下がると免疫力が30パーセントも下がることや、日本人の平均体温が36・8℃だということは、さまざまな医学関係の情報を調べると目にするデータです。しかし、最近の日本人の平均体温は、昔に比べて下がっているようです。それは、日常生活で筋肉を使う機会が少なくなってきたことに原因があるのではないかと、私は思います。

体温の半分が筋肉から生み出されます。その証拠に、自分のお尻や耳を触ってみると、確かに身体のほかの部分より冷たく感じられます。お尻も耳も筋肉がないからです。熱いものを触ってしまったとき、瞬間的に耳たぶで冷やそうとするのは、身体がそのことをちゃんと知っているからなのです。

そこで、免疫力アップのために体温を上げるには、まず筋肉を鍛えることから始めます。腕立て伏せや腹筋運動、背筋を鍛えるのもいいでしょうが、一番簡単なのは歩くことです。なぜなら、筋肉の70パーセント以上は下半身にあり、歩くことにより下半身の筋肉が鍛えられるからです。しかも、歩くことなら、いつでも、どこでも、どんな服装でもできます。

そのほかに体温を上げる工夫として、私は、ぬるめの風呂にゆっくりと入ることをおすすめします。これは、体温を上げる作用のほかに、心身ともにリラックスでき、ストレスの解消という効果も期待できます。

免疫力の低下を防ぐために体温を下げない努力としては、できるだけ冷たいものを飲まないこと。夏の暑いときは、どうしても冷たいものを飲みたくなりますが、これも習慣ですので、意識して冷たい飲み物ではなく常温か温かい飲み物を選んでいるうちに、身体は慣れてくるものです。

こういった工夫のおかげで、数年前までは、平均体温が35℃後半という低体温で、足先が冷え、寝つきが悪いこともよくありましたが、最近では、体温も36℃半ばまで上がってきて、「冷え症」のような症状もなくなりました。

体温と免疫力が驚くほど大きな関係があるということは、自分の健康に関心をもつまでは知りませんでした。最近は、血圧を測る際に時間の余裕があれば、ついでに体温を測るようにしています。そして、もし36℃を下回るようであれば、いつもより多めの筋肉運動をしたり、ウォーキングの歩数を多めに設定したり、いつもより風呂には長めに浸かって、体温を上げるように心がけています。

◉心の姿勢のコントロール

人間には、自分でコントロールできることと、できないことがあります。また、かなりの部分を自分でコントロールできること、全部コントロールできること、ある程度はコントロールできることなどがあります。

自分の心は、ほとんど自分でコントロールできるはずです。不平や不満を心に抱いたり、口に出したりすると、ストレスが溜まってNK細胞（ナチュラル・キラー細胞）の活動が弱まり、免疫力が低下します。これは、その名前のとおり、体内に入ってきたウイルス感染細胞や、がんに発展する腫瘍細胞をやっつけてくれる細胞です。

不平・不満を抱くか、ありがたいと感謝するかは、考え方ひとつ、自分でコントロールできるのです。「ものは考えよう」という言葉どおりです。これは、まさに自分で自分の心の姿勢をコントロールすることです。

日々の生活のなかで、さまざまな出来事や境遇に遭遇し、「ああ、嫌だ」「面白くない」「何で自分だけがこんな思いをするのか」と不平・不満に思うのも自由ですが、「～だからありがたい」「～だからこそ、～ができるのだ」という発想をすることも、また自由です。「～だからありがたい」「～だからこそ」という発想を繰り返していくと、NK細胞が活性化し、免疫力が強化されるはずです。健康になるだけでなく、きっと人生も開けてくるでしょう。

私は、機長になるための昇格訓練に投入されるパイロットのセミナーを10年間担当していました。これから厳しい訓練課程に投入されるパイロットたちは、当然、不安や心配を抱いていますので、たくましく、また楽しく訓練に入るための参考として、次のような話をしました。

「今の時点から将来を眺めた場合は、誰だって不安が脳裏をよぎったりすることがあります。また、現状に不満を抱くことだってあると思います。ここで、ちょっと自分の人生を眺める時点を変えて、定年の時点の目で、現在を眺めてみてください。あるいは、棺桶に足を突っ込んだときから、現在に向かって見通してみてください。そうすれば、無駄な経験などひとつもない、すべてがありがたい、と思えるはずです」

この話がどれだけ後輩パイロットたちに浸透したかはわかりませんが、これをきっかけに、飛行機の姿勢をコントロールするように、少しでも自分の心の姿勢をコントロールして、立派な機長に育ってくれているものと、期待しています。

Chapter 7

パイロットならではの健康テクニック

目の健康と耳の健康

一般に人は、目から得る情報が70パーセント、耳からの情報が15パーセント、その他の器官を通じての情報が15パーセント程度とされています。

パイロットは、目と耳からの情報を処理しながらフライトする仕事です。目の衰えは、そのまま操縦技術の低下に結びつきます。また、飛行中は常に管制官とコミュニケーションをとっています。もし、管制官とのコミュニケーションに不具合があると、安全性に関わります。目と耳はパイロット生命に関わる重要な器官であり、大切な商売道具なのです。

そこでパイロットたちは、目と耳の機能維持には特に日頃から意識して取り組んでいます。

目や耳の訓練は、副次的に集中力の訓練や感性を磨く訓練にもなります。それは、集中力は「今、ここ」に自分の意識を集中することだからです。目の訓練も耳の訓練も、瞬間的に目、耳を対象に集中するので、この訓練によって、知らず知らずのうちに、集中力を発揮するコツがわかってきます。

目と耳の健康、機能維持は、パイロットに限らず、どんな人にとっても大切です。情報は一般に、直接情報ほど価値があります。自分の目で見て、耳で聞いて、五感で感じた生の情報ほど価値があるものです。自分の目や耳で、生の情報に積極的に接し、感じるためにも、目と耳の健康を維持することは、とても大切なことです。

◉目の健康維持

40代半ばのある日、新聞を読もうとして、新聞紙を少し遠ざけないと文字がぼやけることに気づきました。このままだと老眼が進んでしまう……そんな危機感が生じました。

私は、老眼は、近距離の焦点を合わせる筋肉が硬くなったためだと想像しました。近くと遠くを交互に見て、焦点を合わせる訓練をすれば、目の筋肉もやわらかくなって、老眼を防ぐことは可能だと判断し、その日から、遠近の対象物に焦点を合わせる訓練を始めました。

その後も、目の機能維持のためにさまざまな取り組みを、毎日欠かさず続けています。取り組みといっても、ちょっとした心がけと工夫を続けているだけですが、60歳を過ぎても半年ごとの厳しい航空身体検査において、視力、聴力ともに、30代のパイロットと同じレベルを保ってきました。もちろん、翼を降ろした現在でも、このちょっとした工夫、努力を続けており、メガネはまったく必要ありません。

老眼になりかけた目の機能を回復して、60歳を過ぎても視力に自信をもって、毎日の生活を送ることができているのは、これから紹介するようなことを心がけ、実践したことによるものだと思っています。

私が実践して、視力の回復維持に効果があったという事実ではありますが、眼科医に見せたら「医学的な見地からして、そんなことがあるはずはない」というご指摘を受けるかもしれません。しかし、この世の中には、西洋医学では説明できないことがいくらでもあるはずです。私は実際に、老眼にならずにすみ、視力も若い頃より良くなっている、という事実があります。

読者のみなさまも、以下に紹介するもののなかから、ひとつでも、できるものから始めてみてください。もちろん、今日実行して、明日からすぐによく見えるようになるというものではありません。少なくとも3～4か月から半年間は諦めずに続けてみてください。大切なのは、「続けること」です。半年後には、きっと何らかの成果を実感できると思います。

たとえ視力が回復したり向上しなかったとしても、以前と比べて集中力が発揮できるようになった、ものの見方が変わった、いろいろなことに興味がもてるようになったなどなど、自分自身の変化に気づくことでしょう。

【目の訓練方法とそのコツ】

①眼科医や信頼できるメディアを通じて、視力やその維持に関する正確な知識を得る

②近く、中間、遠くを2～3秒間ずつ見て、焦点を合わせる。隙間時間を見つけては、5～10回繰り返す

③上↓斜め右上↓右↓斜め右下↓下↓斜め左下↓左↓斜め左上↓上というように眼球を動かす。これも5～10回繰り返す

④車の運転をしているとき、メーターと遠くの景色を交互に見て、それ

ぞれ1秒で焦点を合わせる。これを、安全運転を確認しながら、時々やってみる。また、前の車のナンバーを一瞬で読み取る訓練をする

⑤歩きながら、近く、中間点、遠くを見て、瞬間的に焦点を合わせる訓練をする。また、一点に焦点を合わせ、次に、視野を広くして全体を見る訓練をする

⑥歩きながら、あるいは、車の運転中に、遠近感を意識してものを見る。これは深視力の訓練になる

⑦電車・地下鉄のホームで並んで待っているとき、自分の前に並んでいる人の髪の毛を4〜5本数えて、すぐに向かい側ホームの広告に書かれている電話番号などを読む

⑧両手で両目を覆い、数秒後に手をぱっと離して明るいところも見る。室内では蛍光灯を、屋外では明るい空を仰ぐ。ただし、太陽を直接見ないこと。暗順応の訓練と、瞳孔の動きをスムースにする訓練になる

⑨動体視力を鍛えるため、電車に乗っているとき、車外の流れる景色の対象物に瞬時に焦点を合わせたり、看板広告の電話番号を瞬時に読む

⑩目に入る景色の色を意識して見て、色の違いを感じる

⑪パソコンの作業を1時間したら、2〜3分間は外の景色を見て、目の

筋肉をほぐす
⑫目が疲れたと思ったら、目の周りのマッサージをして血行を良くする
⑬緑黄色野菜を多く摂る
⑭疲れ目などに効く目薬を購入する際は、薬局でよく相談し、薬剤師や目薬の使用説明書に従って使用する
⑮充分な睡眠をとる。睡眠不足や疲労が蓄積すると視力も低下する
⑯ストレスを溜めない

いろいろと挙げましたが、ちょっとした隙間の時間を活用して、そのとき、その場の状況に合わせて、できることをやってみてください。そして、決して諦めないで続けてください。

目は、情報収集の一番の道具です。職人さんが自分の商売道具を、毎日丁寧に手入れするのと同じように、良い仕事をするには、道具を大事にします。とにかく、諦めないで、毎日続けてみてください。

◉耳の健康維持

目と同様に、パイロットは飛行中、耳を情報収集のアンテナとして、常に

その感度を上げておく必要があります。飛行機は、出発地の空港のターミナルを出るときから、地上滑走、離陸、上昇、巡航から目的地の空港に向かって降下、進入、着陸、地上滑走して、ターミナルに到着するまで、常に航空交通管制官とのコミュニケーションをとりながら、安全で効率的な運航を行なっています。

その手段は、人間が口で話す言葉を、マイク、電波、イヤホンを通して、最終的に耳で聞き分けるというものです。つまり、パイロットと管制官とのコミュニケーションは、科学の粋を集めた航空システム全体のなかでももっとも遅れた分野なのです。したがってヒューマンエラーが生じやすく、「管制指示違反」や「管制ミス」などと、よく報道もされています。

もちろん、パイロットも管制官も意図的に違反しようと思ったり、怠慢によるミスなどは、絶対にありません、一生懸命に仕事をしていても、聞き違い、聞き漏らしなどのヒューマンエラーが関与して、結果的にパイロットと管制官との意思に相違が生じてしまうことがあります。

管制官からの通信は、自分の飛行機だけでなく、その空域に飛行しているすべての航空機に対して発信されています。このような条件のもとで、パイロットは、自機に対する管制指示を聞き分け、正確に理解して、返信し、その指示に従って操縦する必要があります。

シカゴのオヘア空港、ニューヨークのケネディ空港、ロンドンのヒースロー空港などのように、雲霞《うんか》のごとく無数の航空機が輻輳《ふくそう》している空域で、ひっきりなしのコミュニケーションの洪水のなかでも、機器やコンピューターを操作しながら操縦し、さらにパイロット同士のコミュニケーションもとりながら、管制官からの自機への指示を聞き分け、他機のコミュニケーションも聞いて、全体の交通の流れも把握することが求められるのです。

航空身体検査では、視力の合格判定基準は以前と比べてかなり緩和され、夜間視力や深視力の検査もなくなりました。しかし、耳の合格判定基準は、「左右の各耳について、500Hz、1000Hz、2000Hzの各周波数において35dBを超える聴力低下ならびに、3000Hzの周波数において50dBを超える聴力低下がないこと」という厳しい数値に変わりありません（一般的な健康診断では、1000Hzで30dB以下、4000Hzで40dB以下が正常値とされています）。

耳はパイロットにとって、このような厳しい機能が要求される器官なので、目の健康と同じくらい、あるいはそれ以上に、耳の健康維持のための訓練を日常生活のなかで心がけています。

耳も訓練できるの？　という疑問を持たれるかもしれません。訓練というと大げさですが、日常生活におけるちょっとした心がけ、工夫をしているのです。

［耳の訓練方法とそのコツ］

①耳鼻科医や信頼できるメディアを通じて、耳の健康を維持するための正確な情報を得る

②電車の中で、デジタルオーディオ機器で音楽などを聴くことは絶対しない

私も一時、通勤時間を利用して英会話を聴いていましたが、騒音に囲まれた電車の中でオーディオ機器からの音を明瞭に聴き分けるためには、室内で聴くときに比べ、音量を相当大きくする必要があります。これを長く続けていたら難聴になる恐れを感じ、電車の中ではオーディオ機器は絶対に使用しないことを決めました。

電車の中で周囲の迷惑を考えず、シャカシャカと外まで漏れる大音量で聴いている若者を時々見受けますが、若くして聴力が落ちているのではないかと、他人事ながら心配になります。最近、若者の騒音性

難聴が増えているそうですが、これもその一因ではないでしょうか。

③電車の中で、目を閉じて、物音だけ、男性の話し声だけ、女性の声だけ、子どもの声だけを拾って聴く練習をする。これは飛行中、ひっきりなしに発信される管制官の指示のなかから、自機への指示を聞き分けるのに役立つ。

④歩きながら、耳に入ってくるさまざまな音に対して、「この音は何だろう」「この音はどうして出たのだろう」といったことを考えてみる

⑤耳に入ってきた音は、どの方向から、どの程度の距離のところから聞こえてきた音なのか考えてみる

⑥静かな場所にいるときは、微かな音も含めて、何種類の音が聞こえたか数えてみる

⑦耳も、時にはリラックスさせてあげる

目は、閉じているとき、眠っているときは休むことができます。しかし、寝ていても物音で起きてしまうことがあるように、耳は完全に休むということがありません。特に現代社会は、車や電車の音、必要以上のアナウンスや大音響の宣伝など不快な音に囲まれています。耳は相当疲れているはずです。

そこで、時には耳に優しい音や音楽を聞かせてあげましょう。私は、波の音やせせらぎの音、小鳥のさえずりを流したり、好きなハワイアン音楽を聴いたりして、耳をリラックスさせています。

⑧ストレスを溜めない

音が脳まで伝わるメカニズムを調べてみると、外から耳の中に入ってきた振動を、蝸牛《かぎゅう》という器官にある有毛細胞が電気信号に変換して脳に伝え、音として認識される、ということがわかります。そして、この有毛細胞は大変デリケートで、ストレスの影響を受けやすいのだそうです。したがって、聴力を低下させないためには、できるだけストレスを溜めないように心がけましょう。

また、有毛細胞は、その入り口付近で高音を、奥のほうで低音を感知しています。入り口付近の有毛細胞は奥の細胞に比べて、常に外からの刺激を多く受けており、傷つきやすく、衰えやすいものだということがわかりました。「年寄りは耳が遠くなるが、悪口だけはよく聞こえる」とはよく言われることですが、悪口は、周波数の高い甲高い声ではなく、低周波数の低い声でささやくため、高齢者でも、まだそれほど衰えていない奥の有毛細胞で感知できるのでしょう。

⑨良質な睡眠をとる

疲労が蓄積したり睡眠不足になると、当然、有毛細胞の働きも鈍くなり、聴力も低下します。このようなときは、充分な睡眠、ぐっすりと眠る良質な睡眠をとるように心がけましょう。

⑩血行を良くする

血行が悪くなると、やはり有毛細胞の働きも悪くなります。ウォーキングや首を動かす運動、ストレッチ、お風呂にゆっくりと浸かるなどして、血行を良くします。

⑪耳はマメなケアが大切

視力の低下は容易に気づきますが、聴力が低下しても、なかなか気づかないものです。耳の健康維持も、目と同様にちょっとした隙間時間や思いついたときに、その場の状況により、できるものをやってみてください。これも、今日やったからといって明日からすぐに変化があるものではありません。気長に、諦めずに続けることが肝要です。

耳の訓練をコツコツと続けていると、座頭市の感性には遥かに及びませんが、目の訓練以上に感性が磨かれます。そして、もちろん集中力アップの効果的な訓練にもなります。

自分でコントロールできるものはコントロールする

飛行機も車も、自分をコントロールできてはじめて、それをコントロールできます。自分の健康も、自分をコントロールすることができてはじめて、健康ライフを楽しむことができます。

なかでも数字でコントロールできるものは、明確な目標を設定することができ、その実現に向かって行動しやすくなります。数値でコントロールできるものは、毎日測るものと、半年か3か月ごとに測って対策を実施するものとがあります。前者には体重、血圧、歩数などがあり、後者には血糖値や尿酸値などがあります。

◉体重のコントロール——私の失敗例

体重コントロールに関して、私は自分をコントロールできずに、二度も大失敗をしてしまいました。マイナスの教訓として、ここで紹介しておきます。

最初の失敗は22歳のときです。日本航空のパイロット訓練生として入社したとき、私の体重は59kgでした。

入社後4か月目、アメリカのサンディエゴにあるパイロット訓練所に同期生とともに入所して、3食付きの訓練生宿舎での訓練生活が始まりました。生まれてはじめて憧れのアメリカに渡り、当時の日本では想像もつかなかった豊かさに驚きました。なかでも食べ物の豊かさにびっくりするとともに、大喜びして、底なしに食べまくりました。

東京オリンピックが開催された1964年頃まで、日本中が貧しい時代でした。日本航空に入社する前、東京商船大学（現・東京海洋大学）の学生寮での食事も、肉といえば、今では高嶺の花になってしまった鯨肉でした。草履のように大きな鯨の肉を食べながら、ステーキやとんかつに憧れたものでした。

アメリカに渡り、宿舎に隣接した空港にあるカフェテリアでは、肉やバターなどすべてが食べ放題、ミルクも飲み放題となれば、肉類を腹いっぱい食べるのはもちろん、パンの上にパンと同じ厚さまでバターをのせて食べ、ミルクも汗が乳臭くなるほど飲んでいました。これでは、いかに20代で基礎代謝が大きいとはいえ、摂取カロリーから消費カロリーを引いても、余分なエネルギーが脂肪となって体内に蓄積されてしまいます。

こんな無茶苦茶な食生活の当然の結果として、2か月で7kgも体重が増え、日本から持って行ったズボンがはけなくなってしまいました。そして、8か月間のアメリカでの訓練生活で、体重が59kgから69kgと、ちょうど10kg増えてしまいました。

アメリカから帰って来ても、アメリカでの食習慣がそのまま残ってしまい、体重は増え続け、30代の中頃にはとうとう77kgにまで増えてしまったのです。入社時に比べて20kgも体重が増加すれば、健康診断の数値に変化が現れるのは言うまでもありません。

2度目の大失敗は、37歳のときでした。航空身体検査で尿酸値の高さと肥満度などを指摘され、栄養士から食事指導を受けて減量をアドバイスされたのをきっかけに、1年間で一気に17kgの減量をして、ほぼ入社時の体重に戻しました。

この間の減量作戦は極端すぎるほどでした。家ではダイエットメニュー、フライトでの滞在先では、他の乗員と食事をすることは一切せずに、日本から持参したレトルトのおかゆや乾燥の海藻を水で戻して食べていました。カロリーを消費するために、ウォーキングを始めたのもこのときでした。はじめは1日2時間程度でしたが、そのうち3時間、6時間も歩くようになり、

15時間も歩き続け、アキレス腱が切れそうになって足を引きずりながら家に帰ったこともあります。

このような極端な減量を急激に行なったため、いわゆる「激痩せ」して、ふっくらしていた顔がしわだらけになってしまいました。社内では「小林くんはがんではないか」と心配されていたようです。

これだけの減量をしたわけですから、航空身体検査の数値は、赤血球の値が小さくなりすぎたほかは、すべて正常値に戻りました。

ここまでは、やりすぎの弊害が多少あるものの、成功と言えますが、その後に大失敗を引き起こしました。1年間にわたって極端な減量をストイックに行なってきた反動と、数値が改善した安心感から、激しいリバウンドをしてしまったのです。食べたいだけ食べるという食生活に戻り、1年間でまた15kgも体重が増加して、元の木阿弥《もくあみ》になってしまいました。

こうした失敗を重ねながら、40代の中頃から、50代、60代と徐々に自分をコントロールできるようになるとともに、健康度も増してきたと実感しています。

◉体脂肪のコントロール

戦後の昭和20年代から、東京オリンピックが開催された昭和30年代後半頃までは、一般の日本人はみんな貧しい時代でした。太った人を「おだいじん」と呼んで羨ましがったものでした。多くの人は、太れるほど食べるものがありませんでした。裕福な人だけが太ることができたのです。

今でも、開発途上国では食べるものがなく、栄養失調で毎日何千人もの子どもたちが尊い命を落としています。

その一方で、現在の日本は、長引く経済不況にもかかわらず飽食時代そのもので、グルメ雑誌やテレビのグルメ番組に人気が集まる半面、ダイエットブームという、おかしな現象が起きています。飽食の習慣は当然の結果として、体重の増加、脂肪の蓄積となって、心筋梗塞、脳梗塞、糖尿病などの生活習慣病のリスクを高めるもととなっています。

これらの生活習慣病を予防するわかりやすい指標が体重であることは、誰もが知っていることです。今は、ほとんどの家庭に体重計が置いてあるかと思います。そして、体重計のことを「ヘルスメーター」という和製英語で呼ぶように、体重を測ることは健康度を測ることといっても、あながち間違いではないでしょう。

自分の体重が適正体重に対してどの程度であるかの指標として、国際的に通用している指標にＢＭＩがあります。「Body Mass Index」の頭文字で、体重（kg）÷身長（m）×身長（m）で算出します。このＢＭＩ値は、22が標準値で、25以上が肥満とされています。この数字は、人種の違いや個人差もあるので、厳密に捉える必要はありませんが、自分の体重をコントロールする目安としては充分に参考となります。

ＢＭＩの計算式を入れたエクセル表を作っておくと、毎日体重を測り、その値をエクセルに入力するだけで自動的にＢＭＩ値が計算され、体重をコントロールする際の目安になります。是非試してみるとよいでしょう。

ただし、このＢＭＩは、単に体重と身長との比率を表す数字であって、実際に体内にどの程度の脂肪が蓄積しているかどうかはわかりません。筋肉質の人や骨太の人は、ＢＭＩが25をオーバーしたからといって、ただちに肥満だということにはなりません。私も筋肉質の体型のためか、見た目よりＢＭＩの値が高くなっています。

生活習慣病の危険要因は、体内に余分に蓄積されていく脂肪であることから、単に体重だけを測るのでなく、体脂肪も測って、食事や運動で体脂肪もコントロールすることが予防にとって効果的です。そのためには、体重計を購入する際には、体脂肪も測定できるものを買うのがよいでしょう。
ちなみに、標準の体脂肪は年齢にもよりますが、大まかに言うと、男性で20パーセント前後、女性は25パーセント前後とされています。

◉体重と体脂肪の測定とコントロール

ここでは私の体重と体脂肪の測定方法と、そのコントロールについて紹介します。

［体重と体脂肪の測り方と、そのコントロール方法］

※体重計は体脂肪も測定できるものを購入する
①体重は、毎日決まった時間帯に測定する。夜入浴の際に裸で測定するのが一般的。朝測定する場合は上着だけ脱いで測り、その数字から1kg引いた値が、裸で測った値にほぼ相当する
②体重と体脂肪をエクセル表などに記録する。表は1か月ごとにする
③体重が目標値をオーバーしたからといって、急激な減量を試みないこと。急激な減量をすると、栄養のバランスを崩したり、減量を終えた後の反動でリバウンドが大きくなる危険性がある（これは、私の失敗

例からの教訓）

④減量計画は、1か月に1kg程度に設定して、気長に実施する

⑤減量は家族の理解や協力を得て行なう

⑥減量中も栄養のバランスは充分考慮する。どうしてもタンパク質が不足になりがちなので、豆類や鶏ささ身などでタンパク質を補給する

⑦減量は食事のコントロールと運動の両輪で行なう

⑧運動はウォーキングが、いつでもどこでも手軽にできてよい

⑨仕事で夜の付き合いが続き、1～2kgくらい体重が増加したときは、1週間単位で考えて、週末に調整するといった工夫をする

⑪アルコールはそれだけで充分なカロリーがある。付き合いなどでアルコールを飲む際は、料理の量にもちょっと気をつける

⑫酒席の帰り道にはラーメンを食べたくなるが、減量中は我慢する

⑬就寝前の飲食は、そのままカロリーが蓄積されるので、減量中はもちろんのこと、常日頃から就寝時間近くなってからの飲食は控える

⑭糖分の多いもの、甘いもの、脂っこいものは体脂肪を増加させる

⑮食事をする際は、野菜など食物繊維の多いものから食べると脂肪の蓄積を抑える効果がある

◉血圧からビジネスを考える

血圧は、体重と同様に健康状態を示す重要なバロメーターです。毎日測って記録し、この記録をもとに、食事、運動、体重などをコントロールします。

血圧や血液の流れについての考え方は、ビジネスにおける危機管理の考え方とも共通点があります。すでに何度も述べているように、健康管理も危機管理もまったく同じ考え方であり、マネジメントです。

ビジネスの世界で、起こっているトラブルや不祥事の原因を分析すると、ほとんどの場合に、コミュニケーションの不具合が関与していることがわかります。コミュニケーションの流れがもう少し円滑だったら、あんなことにならなかったのに、という事例が多く見られます。どんなに立派な組織で、優秀な人たちがそろっていても、コミュニケーションがうまくいかないと、トラブルや不祥事が発生してしまうことになりかねません。

また、いくら現場がしっかりしていて、各組織がきちんと機能していても、マネーフローが滞ってしまうと、その企業は破綻してしまいます。最近の例として、私が所属していた日本航空の経営破綻がそれを証明しています。現場で必死に頑張っている人たちの悔しさは計り知れません。民間企業におけるマネーフローの重要さ、それが滞ったときの悲惨さ、みじめさを、後の祭りですが、痛感しています。

戦争が決着すると、勝者の論理で負けた国の悪いことばかりがいつまでも言われ続けるのと同じように、マネーフローが滞って経営破綻すると、その企業の悪いことばかり、社員のマイナスの面ばかりが報道され、大部分の良い面は無視されてしまいます。企業の生死は、マネーフローが握っていると言っても過言ではありません。

飛行機も、各システムがまったく正常であっても、燃料の流れが細かったり、流れが止まってしまった場合は、エンジンが停止して飛行機は墜落してしまいます。

人の身体についても、まったく同じことが言えます。どんなに人体の各組織が正常であっても、血液の流れが弱かったり、血管が詰まったり、あるいは逆に圧力が高すぎたり、血管が脆くなって破れたりすれば、生命に関わる事態を招きます。

このように、血圧や血液について真剣に考えてみると、そのままビジネスの危機管理の基本にも当てはめることができ、危機管理を徹底する姿勢が生まれてきます。

◉血圧の測定とコントロール

血液の流れ、血圧は人体の危機管理、つまり健康管理の中枢を占めるものです。私も真剣に、その知識を学びました。血圧は、血液が血管の壁を押す圧力のこと。心臓というポンプが、圧力をかけて動脈に血液を送り出して、全身の細胞に酸素や栄養素を運び、各細胞からの老廃物をまた心臓に回収します。

血圧を測ると、最高血圧と最低血圧が記録されます。最高血圧は、心臓が収縮して圧力をかけて、血液を送り出すときの圧力です。一方の最低血圧は、心臓が拡張して、全身の細胞から血液を心臓に戻すときの圧力です。したがって医学用語では、最高血圧を収縮期血圧、最低血圧を拡張期血圧と呼んでいます。いずれにしても血圧は、心臓から送り出される血液の量と、血管のやわらかさ、太さによって決まります。

パイロットは、半年ごとの航空身体検査では、血圧の合格基準が厳しく定められており、その値をオーバーするとライセンスが発給されず、乗務することができません。そのため、常日頃から血圧には関心をもって自己管理を行なっています。特に航空身体検査の1か月ほど前からは、減量を中心に、必死になって血圧をコントロールします。

［血圧の測り方］

①血圧の正常値は、一般に最高血圧（収縮期血圧）が130mmHg未満、最低血圧（拡張期血圧）は85mmHg未満。140mmHg／90mmHg以上が高血圧とされる

②最高血圧は心拍数によって変化するため、血圧を測るときは静かにイスに座り、カフと呼ばれる上腕に巻きつける袋状のベルトと心臓の高さを同じにして測る

③毎日同じ時間に測る

　私は、朝起きてから30分以内と夜寝る前の2回測ります。測り忘れを防ぐには、カレンダーをいつでも目に入るところにかけておいて、測ったらチェックマークを入れる、あるいは毎日使う手帳の日付にチェックマークを付けるなどの工夫をしましょう。

④測定したら、かならずエクセルなどの表に記録しておくこと

⑤血圧測定記録には、飲酒、運動、喫煙などの有無を記入できる備考欄を設定しておくとよい

⑥血圧計は、さまざまなタイプが発売されている。手首や指先で簡単に測れるものもあるが、正確な測定できないこともあるため、少し面倒

でも上腕部で測るものがおすすめ

血圧が正常値よりかなり高くなったときや、身体検査が近づいてきたときに実施していることは次のようなものです。

［血圧のコントロール］

①まず第一に、体重を減らすこと
②食事は腹八分、腹六分でカロリーコントロールをする
③間食をしない
④飲酒を控える。仕事の付き合いでもビールは1杯、日本酒は1合まで
⑤塩分を控えめにして、オリーブ油やゴマ油、胡椒などの香辛料を使う
⑥味の濃い食事や脂っこい食事を控える
⑦充分な睡眠をとる
⑧ストレスを溜めない
⑨できるだけ歩く。時間が許せばウォーキングを実行する

私の経験では、血圧を下げるには、体重を減らすこと、ウォーキング、ス

トレスを溜めないことの3つが一番効果がありました。

◉歩数のコントロール

人類の歴史を振り返ると、2本足で歩くことによって手で道具を使うことができるようになり、他の動物たちに比べて知能も格段に発達し、「万物の霊長」などと傲慢な称し方をするまでになりました。いずれにしろ、歩くということは、人間の基本的な動作であり、運動でもあります。

歩く習慣ほど、健康に良い効果をもたらすものはありません。近年のウォーキングブームも、歩くことの大切さが人々に認知されてきた証でしょう。ウォーキングの効能は、生活習慣病の予防、ストレス解消、足腰の筋肉強化、姿勢のシェイプアップなど、数えると切りがありません。また、いつでも、どこでも手軽にできるという利点もあります。

私は37歳のときの航空身体検査の結果をきっかけに、体重を減らすことと血圧を下げる目的でウォーキングを始め、その後も、日本にいるときも海外の滞在先でも続けてきました。もちろん、今現在でも続けており、これからも続けていくつもりです。

パイロットは乗務中、トイレに立つとき以外は何時間も操縦席に座り続けていて、ほとんど歩く機会がない職業です。自分で明確な目的意識をもって歩かないと、オフィスで仕事をしているビジネスマンより、1日の歩数は遥かに少なくなります。時差と闘いながら過酷な条件のなかで生活していますが、健康を維持増進するには、計画的に歩くことを実践していく必要があります。

私の場合、当初は、体重や血圧のコントロールという目的のため、計画的に始めたウォーキングですが、健康の維持増進に加えて歩く楽しさを知り、ウォーキングをする動機に「楽しいから歩く」が加わりました。楽しいから歩く、歩く楽しみがある、となれば、ウォーキングは自然と続けられます。

それでは、歩くことが楽しくなる方法と、その楽しみ方を紹介します。

［ウォーキングを楽しむ方法］

①万歩計を利用する

健康の維持増進を目的にウォーキングを始める際には、数値によって、目に見えて実績を確認しながら成果を上げるため、まず万歩計を購入しましょう。万歩計というと、以前はオジサンの持ち物という印象がありましたが、最近は健康ブーム、ウォーキングブームで、若いビジネスマンや女性でも、健康ライフを目指す人々にとっては必要なグッズになりました。

②万歩計の数字は、毎日記録する

万歩計を購入する際、消費カロリーなども計算でき、パソコンとUSBでつないで記録できるものが便利です。数字を目で見て、自分をコントロールしやすくなるという、利点もあります。

③1日の歩数の目標は1万歩

しかし、オフィスでデスクワークなどに携わっているビジネスマンにとっては、通常1日の歩数は3000歩から、せいぜい5000歩がいいところです。この少ない歩数を補うために、自分なりに、ちょっとした歩くチャンスを逃がさないという心がけがあれば、かなりの歩数を稼げます。

④階段とエスカレータがあったら、かならず階段を使う

歩数を稼ぐためのひとつの工夫です。チリも積もれば山となります。

⑤時間に余裕があるときは、自宅や会社の最寄り駅よりひとつ手前の駅を利用する

そこから自宅や会社に歩けば、相当な歩数が稼げます。

⑥休日には、平日の歩数不足を補うため、２万歩くらいを目標に歩いてみる
⑦歩くときは、できるだけ大股、速足で歩く
⑧意識して良い姿勢で歩く
⑨五感をフルに使って、楽しく歩く
⑩歩く楽しさが身につくと、もっと歩きたくなり、自然に歩く習慣ができる

目に見えないものだってコントロールできる

◉心の豊かさをコントロールする

日本では多くの場合、社会に出るまでには、高校受験、大学受験、就職試験といった試験を受けなければいけません。それにパスした者が、希望の学校や企業に入ることができます。これらの試験は主に記憶力、分析力、計算力などのＩＱ（Intelligence Quotient：知能指数）の影響を受けています。

しかし、いったん社会に出てしまえば、仕事の成果や、その人が伸びるか伸びないは、ＩＱよりむしろＥＱ（Emotional Quotient：心の豊かさ、心の

健康度）によるところが大きいのです。企業の経営者などから話を聞いてみても、社会に出てからの業績は、ＥＱが占める割合が75パーセント以上だと言います。私も長年、多くの人を見てきましたが、入社時に優秀と言われる人よりも、ＥＱが高い、心が豊かな人のほうが、その後伸びていることを常々感じてきました。

ＥＱが高いとなぜ業績が伸び、また、その人自身も伸びるのでしょうか。ＥＱが高い人は、バランス感覚、共感力に優れ、自ら課題を発見して解決することができます。また、ストレスに対しての耐性も高く、対人関係においても柔軟性があり、人間関係のトラブルに悩まされることもほとんどありません。そのため周囲の人からの協力も得られやすく、本来備わっている能力や、それまでに習得した知識やノウハウを、十二分に発揮できる環境を、自分で作り出すことができるのです。

ＥＱは、１９９０年代中頃からアメリカで注目され始めました。日本では98年11月に東京で初めてＥＱのセミナーが開催され、ＥＱの大切さに注目が集まり始めました。日本で最初に開催されたＥＱセミナーには、全国の企業の人事部長、総務部長など５００名以上が参加しました。私は当時、日本航空の運航安全推進部長でしたが、ＥＱに興味をもって自費参加し、そこから

ＥＱの勉強を始めました。今でも講演では、ＥＱについて触れるようにしています。

◉心のコントロールはＥＱそのもの

健康の維持増進に向けて、正しい生活習慣を作っていくことも、体重や血圧をコントロールすることも、ＥＱそのものです。私が早くからＥＱに注目して勉強を続けている理由は、危機管理、健康管理のいずれも、それをしっかりやろうと突き詰めていくと、ＥＱに行き着いてしまうからです。

また、私自身はＩＱがそれほど高くなく、優秀な部類の人間でもないため、ＥＱでカバーしたいという想いもあって、勉強を続け、それを発揮するための実践を心がけています。私は学生時代の成績もそれほど良くはなく、日本航空に入社した当時も決して優秀な人間ではありませんでした。50歳を過ぎてからＥＱの大切さに注目し始めてからは、出来の悪さをＥＱで補う工夫をし、ＥＱを伸ばす努力を続けています。

心の豊かさ、柔軟性が高まるにつれ、健康であることを実感し、日々生き甲斐を感じることもできて、身体的健康度も増してきました。特に、ＥＱのスキルのひとつである、自分をコントロールすることができるようになると、集中力も発揮でき、持続力も続くようになりました。フライトも、地上での業務や作業も、60歳を過ぎてからのほうが良くなったと実感しています。

私がここまでEQにこだわる理由は、IQが先天的要素の割合が大きいのに比べ、EQを構成する要素は後天的なスキル（技術）だからです。スキルであるからには、本人の心がけ、工夫、努力次第で、年齢に関係なく、いくらでも伸ばすことができるという点でも、多くの人にEQに注目してもらい、それを実践していただきたいと思っています。

そのEQを構成するスキル（技術）には、次の5つがあります。

①自己認識
②自己コントロール
③モチベーション
④共感性
⑤社会的スキル（コミュニケーションスキル）

ではここで、体重のコントロールをする場合の、EQを構成する5つのスキル（技術）との関係を見てみましょう。

①健康の維持増進のために体重をコントロールするという目標設定＝モチベーション
②体重を測る＝自分の状態を知る＝自己認識
③体重コントロールのためカロリーをコントロールし、栄養のバランスを考えた食事をする＝家族・周囲の協力＝共感、コミュニケーション

このように、体重のコントロールひとつをとってみても、ＥＱを構成するスキルを使っていることがわかります。これはほんの一例ですが、健康管理の成果にも、ＥＱが深く関わっていることを理解していただけるのではないでしょうか。

健康を維持し、さらに増進するためにも、是非ＥＱに注目し、そのスキルを実践していただきたいと思います。ＥＱは年齢、性別、職業にはまったく関係ありません。今からでも遅すぎるということはありません。

◉眠りのコントロール

睡眠不足が、集中力、注意力、思考力、判断力を低下させることは、誰で

も常日頃から感じていることではないでしょうか。それどころか、不快な気分になることも、意欲、食欲などの減退さえも経験します。睡眠は、生産活動だけでなく、健康にとっても直接影響する重要な課題のひとつです。

現代社会では、生産活動や経済利益を重視する陰で、睡眠の大切さが軽視されており、それが慢性的な睡眠不足の要因となって、仕事の効率を下げているという皮肉な現象が現れています。日本のビジネスマンは、先進国のなかでも労働時間がもっとも長いのに、仕事の効率は一番低いということは、睡眠と仕事の効率の関係を正直に証明しているのではないでしょうか。

日本人の多くが、睡眠不足や眠りに関する問題を抱えながら、日々の生活を送っている要因には、残業や長時間の通勤通学などの生活様式のほか、ストレスが考えられます。

睡眠による身体と脳のリフレッシュ度は、睡眠時間×睡眠の深さで表すことができます。残業時間、通勤通学時間などは、自分でコントロールすることはなかなか難しいのが現状ですが、寝つきを良くする工夫をして、ぐっすりと深く眠ることで、睡眠時間の不足を睡眠の質でカバーできます。

一般に勤勉で真面目な日本人は、就寝前や床に就いてからも、明日しなければならない仕事のことを考えたり、アイディアを思い浮かべたりします。

その結果、布団やベッドの中でもストレスが生じたり、興奮状態になったりして寝つきが悪くなります。眠りも浅くなって、翌日は睡眠不足の状態が続き、結果として、仕事の効率が悪くなります。パソコンを自宅に持ち帰って、夜遅くまで仕事の続きをするような人は、ますます寝不足に陥ってしまうことになりかねません。

几帳面で真面目な日本人特有の慢性的な睡眠不足を解消して、仕事の効率を上げるためにも、そして健康の維持のためにも、仕事は会社、家庭では休息と割り切り、「より良く生きるためには、より良く眠るのだ」という発想の転換、思い切りの良さが必要です。

より良い眠りのためには、早寝早起きの習慣を作ることが何より効果的です。最初はつらくても、早起きをすれば当然その日の夜は寝つきがよく、眠りも深くなります。良質な眠りのコントロールは、まず早寝早起きの習慣から始めてみましょう。

◉身体も心も使って機能を維持し向上させる

パイロットにとって、その仕事柄、目と耳は大切な商売道具です。目と耳だけでなく、身体の健康そのものが商売道具と言っても過言ではありません。

その商売道具をいつまでも使える状態にしておくには、よく使って維持し、向上させることが大切だということを、私は体験から修得しました。目や耳、手足だけでなく、脳も使うことによって、その機能を維持向上させることができるのです。

脳を活性化させるためには、身体も五感も充分に使いこなすことが必要であることも、経験から納得できました。脳は身体の一部ですが、脳みそは頭蓋骨に覆われていて、外とつながっている身体や五感を通じないと、情報を受信することができません。脳を衰えさせないためには、できるだけ身体を使い、五感を使って活き活きと活動することが必要なのです。

人間も動物である以上、生きているかぎり、生き物として、活き活きと活動しなければいけません。高齢者が足を骨折して歩けなくなると、急に認知症になってしまうのは、そのためです。私の母も、足を骨折して歩かなくなってから、みるみるうちに症状が進んでしまいました。

脳は、身体の外部から情報をもらっています。楽しくなくても笑顔を作っていると、脳が「楽しい」という情報を得て、楽しいときに分泌するホルモンが出てきます。また、良い姿勢を保っていると、脳の姿勢も良くなり、悪い考えやマイナス思考が浮かばないと言います。

身体も心も、使わないでいると低下したり、退化することもあります。身体も積極的に動かし、五感を使って感性を磨くことを心がけましょう。あらゆることに興味をもって、日々の生活のなかで感動し、感謝する習慣を作っていくことが、健康ライフに結びつくものと考え、「興味、感動、感謝」をモットーに、日々の活動をしていただきたいと思います。

Chapter 8

健康生活から得たもの

◉健康の維持増進の七か条

私が42年間、一度も病気で休むことも、自己都合でスケジュールを変更することもなく、63歳を過ぎるまで機長としてフライトを続けることができたのは、自分の努力だけでは決してありません。多くの方々の助けや協力によって成し得たことと、深く感謝しております。

この記録を達成した一番の要因は、何と言っても「健康」であったことです。50代には、60歳まで健康で機長職を全うすることを目標に、そして、60歳を超えたときには、ライセンスが発給される最高年齢の65歳まで飛んで、後に続くパイロットの目標になろう、超高齢化社会に向かっている日本人に、目的意識をもって健康管理していけば、いつまでも元気で活躍できるというサンプルを示そう、という明確な目的意識をもって、自己の健康管理と取り組んできました。

この経験から得た健康の維持増進のために七か条は、以下のとおりです。

①明確な目的意識と優先順位
②自己コントロール
③正しい生活習慣
④運動（歩く）
⑤睡眠（ぐっすり眠る）
⑥ストレスコントロール
⑦興味、感動、感謝の３Ｋ

◉健康は2つの生活習慣から

健康は、生活習慣によって維持され、増進されます。その生活習慣は大別して、２つの習慣からなります。ひとつは、健康に良いことを続ける習慣、もうひとつは、健康に良くないことはやめる習慣です。健康は、この２つを徹底することです。

何が健康に良いかは、誰でもわかっています。わかっているけど続けられない。健康に悪いこともよくわかっているが、なかなかやめられない。健康に良いこと、悪いことがわかっていながら、なぜ、それができないのでしょうか。

それには、いろいろな要因があります。今私たちの周りには、さまざまな情報や誘惑要因が満ち溢れています。健康に良いことをやろうと思っても、つい他のことをやってしまう。健康に悪いことは充分にわかっているが、ついその誘惑に負けてしまう。

今現在は、健康に関してどこも悪くないのに、そんなことを毎日わざわざしなくても、このとおりちゃんと健康なのだから、そこまでやる必要はない。確かに健康には良くないが、ちょっとくらいは大丈夫だ——そう思って、健康なうちは、なかなか正しい生活習慣を作れないケースが多いのではないでしょうか。

そして、病気になってはじめて、健康のありがたさや日頃の生活習慣の大切さを痛感するのです。安全管理、危機管理も無事故や順風満帆の平和な状態が続いているときが、一番難しいものです。身近に事故や危機が生じたときは、人から言われなくても誰もが注意します。

安全管理、危機管理は、安全な状態、平穏な状態が続いているときこそ、しっかりと安全文化を構築しないと、事故や危機の芽が水面下で繁殖していきます。健康管理も、健康な状態のときにこそ、しっかりと正しい生活習慣を作っていかないと、知らず知らずのうちに生活習慣病などの要因を作ってしまい、自覚症状が現れたときには症状がかなり進行している、ということになりかねません。

やりたいことがいくらあっても、誘惑要因に囲まれても、自分の人生のなかで何が一番大切か、自分は何を大切にしたいかと自問して、今やるべきことそうでないことをスクリーニングして、自分の行動をコントロールします。人生の目標をしっかりと見つめて、その目標を達成するための優先順位を決めて、自分の行動をコントロールします。自分の健康は自分で決めるのです。

健康は生活習慣で決まります。しかも2つの習慣です。健康に良いことを続ける習慣と、健康に悪いことをやらない習慣、この2つです。

◉いつだって今が旬！　加齢を華麗に！

人はよく、「あの頃は良かった」とか「若い人はいいな」と言って、過ぎ去った時代や、自分より若い世代を羨むことがあります。

しかし、よく考えてみると、20歳であろうと、30歳であろうと、40歳であろうと、あるいは85歳であろうと、そのときの年齢は、誰もが初めて経験する年齢です。その歳、その日は初めて経験する歳、日なのです。つまり、自分にとっては新鮮な歳、新鮮な日なのです。その瞬間瞬間が「旬」なのです。

果物や野菜は旬が一番美味しいのと同じように、過ぎ去ったときや自分より若い世代を羨ましがることなどしないで、自分自身の旬のときを味わうことが、人生を楽しく生きるコツです。美味しく食べることが消化にも良く、健康にも良いのと同じように、「いつだって今が旬」と、その時々を味わって楽しく生きることが、健康にとってとても大切なことです。

「いつだって今が旬」という生き方によって、「加齢」というものが、知らず知らずのうちに、「華麗」へと昇華していく自信がもてます。

◉五感活き活き生活

人間も生き物です。生き物は、活き活きしていることが大切です。「いつだって今が旬」という生き方をすれば、当然活き活きとしてきます。活き活きとしてくると、五感も活発に働いてきます。このことは、動物たちが活発に活動している様子を見れば、よくわかります。そして、活き活きしているということは、健康であることにもなります。

旬の野菜や果物は、色、香り、味、舌触り、硬さ、歯ごたえなど、五感すべてを楽しませてくれます。旬を味わう生活をしていると、動物としての人間がもっている感性が蘇り、そして磨かれます。五感が蘇り、磨かれるということは、身体のあらゆる機能が活発に働くことになり、健康な身体と若さを保つことにもなります。

幸い日本には四季があります。地形的にも変化に富み、食べ物、風物など五感を惜しみなく使って生活できる環境として、この地球上でもっとも恵まれた条件がそろっていると言っても過言ではないでしょう。とはいえ、携帯電話、パソコン、テレビ、あるいはインターネットなどのバーチャルな世界に囲まれ、自分の感性を使う必要のない生活が増えていることも確かです。

この生活様式の流れから逃れることは、現実的ではありませんが、日々の生活のなかで、意識して五感を使って楽しむことを心がけるだけでも、感性が蘇ってきます。そして、できることなら週に一度、あるいは月に一度でもいいので、パソコン、テレビ、新聞、携帯電話などから一切離れて、不便のなかで時を過ごしてみてください。あなたの感性は研ぎ澄まされ、素晴らしく蘇ってきます。身も心もリフレッシュされ、翌日から、また快活に仕事に打ち込めることでしょう。

◉3K（興味、感動、感謝）

五感を使って活き活きとした生活を楽しむコツは、何にでも興味をもって、見たもの、聞いたもの、味わったもの、触ったもの、嗅いだものなどに感動し、そして感謝することです。五感活き活き生活の3K、「興味」「感動」「感謝」は、健康と相関関係にあります。健康な人は、何事にも興味をもっています。感動もします。そして、謙虚に感謝の念を抱きます。

たとえ風邪を引いたり体調を崩してしまっても、さまざまなことに興味をもち、「熱が下がってよかった！」と、ちょっとしたことにも感動し、「風邪を引いたから、体調を崩してしまったから、日頃の健康のありがたさに気がついた」と感謝してみましょう。いつの間にか、また活き活きとした、元気な健康を取り戻しているものです。

子どもの頃、祖母がよく「病は気から」と言っていたことを思い出します。

病気は気のもちよう、健康は気持ち、心の姿勢、考え方が大切であることの教えです。何にも興味が湧かない、感じない、感動しない、不平・不満ばかり口にする、そういった生活を続けていると、活力も免疫力も低下して、病気にもなりやすくなります。

私は、50歳頃から意識的に「五感活き活き生活」を味わうようになって以来、風邪を引くこともほとんどなくなりました。

◉隙間時間の使い方によって活き活き生活へ

時間は、すべての人に与えられた唯一平等な資源です。しかも、有効に使っても無駄に使っても、1日24時間、1時間60分は、誰にでも平等に流れ去っていきます。その流れ方は、経済活動、社会、生活様式の変化によって、昔と違って速くなっています。

しかし、速い流れのなかでも、ほとんど使われずに流れている時間もあります。たとえば通勤時間や、仕事の合間のちょっとした時間などです。この隙間の時間をもったいないと感じ、目や耳の訓練、イメージトレーニングなどに有効に使うことでも、感性がシャープになり、活き活きとしてきます。

時間は確かに1日24時間、1時間60分ですが、時間も生き物です。緩急、強弱、濃淡のリズムをもって流れているのです。隙間時間を無駄にせず有効に使うことによって、どこかに余裕のある時間が生まれるはずです。その時間をリラックスタイムにすれば、リフレッシュできて、心の健康にも良い影響を与えてくれます。そして、自分の一日の時間にリズムも出てきて、活き活きとしてきます。

ちょっとした隙間時間の有効利用が、活き活き生活につながるのです。

◉エンジョイ・エイジングの結果がアンチエイジング

近年、アンチエイジングという言葉が話題になっています。人間誰もが若さを保ちたい、若返りたいと思うのは、ごく自然なことです。

私は医療職ではありませんが、２００１年に発足した日本抗加齢医学会に04年から正会員として加入しています。各分野の医師から情報を吸収し、健康長寿、予防医学の視点で、自分を実験台にさまざまな取り組みをしています。アンチエイジングは、日本語では直訳どおり「抗加齢」と言われます。しかし、アンチエイジングは、単に年齢に抵抗することだけが目的なのではありません。

アンチエイジングは、若返りをしようとか、加齢に抵抗しようとするのではなく、むしろ人生を活き活きと楽しむエンジョイ・エイジングの結果として現れると考えています。私自身も、学会で得られる知識を実践しながら「いつだって今が旬」と思い、「今、ここ」を楽しみ、その結果としてアンチエイジングとなればと考えています。

30代、40代、50代、60代と年齢が高くなるほど、「若さ」の個人差が大きくなってきます。そして、戸籍年齢はほとんど問題ではなくなり、その人の生き方が「若さ」「老化」の差になって現れてくるのです。

◉安全も健康も、そして年齢も自分で決める

私が、42年間のパイロット人生のなかで、健康生活を通じて得た最大の結論は、「安全も健康も、そして年齢も自分で決める」ということです。人生に明確な目標をもち、心の姿勢、取り組む姿勢をその目標に向け、自分をコントロールしていけば、自分の安全も健康も、年齢さえも自分で決めることができるのです。

65歳まで飛び続けるのだ、という明確な目的意識で、自分なりの健康観をもって健康管理と取り組んできたところ、「年齢だって自分でコントロールできる」ということに気づきました。

人生には、自分でコントロールできることと、コントロールできないことがあります。コントロールできないことに取り組んでも無駄な結果に終わってしまいます。コントロールできることでも、全部を自分でコントロールできるものと、そうでないものがあります。たとえ全部をコントロールできなくても、コントロールできる部分は、明確な目的意識、優先順位をしっかりと把握して取り組めば、目的や夢を実現できます。

正しい生活習慣を構築し、日頃の健康管理を心がけて実践していけば、健康を維持し、増進することができます。健康は、ほとんどの部分において、自分でコントロールできるのです。つまり自分次第、自分で決めることができるのです。

年齢には、戸籍年齢のほかに、血管年齢、骨年齢、ホルモン年齢、肌年齢、精神年齢、視力年齢、聴力年齢など、いろいろな年齢があります。これらのなかで、絶対に自分でコントロールできないのは戸籍年齢だけです。その他の年齢は、コントロールできる割合や、期待できる成果の程度の差はあるものの、自分でコントロールできものばかりです。

「あの人は若い」とか「あの人は老けている」といった見た目の年齢は、これらの年齢の総和で決まります。そして、年齢の総和は、戸籍年齢を除けば、その人の生き方、生きる姿勢で決まります。不平・不満を抱いて生きるのか、感動し、感謝して生きるのか。人生の目標をもち、広く興味をもって生きるのか、昔を懐かしみ、自分より若い人を羨ましがって生きるのか。いつだって今が旬と考えて、目の前のことを楽しむのか、ただ何となく毎日を過ごすのか。健康に良いことを続けるのか、それとも続けないのか。あるいは、健康に悪いことをやめるのか、やめないのか……。

このように、あるひとつのことに関して、生き方の選択肢は少なくとも2つあります。自分で選択をすることも、選択したほうに向かって自分をコントロールすることもできます。生き方の選択、コントロールの程度によって、戸籍年齢以外のあらゆる年齢に影響を与え、年齢の総和となって現れてくるのです。

この本を締めくくるにあたり、健康生活から得た結論として、「安全も健康も、そして年齢も自分で決める」ということを、重ねてお伝えしたいと思います。この本を読んで、ご自分で納得された箇所があったら、ひとつでも結構ですので、今日から始めてみてください。そして、諦めずに続けて習慣化してください。きっと健康な人生を送ることができます。

年齢は、自分で決められる

この本は、医学的な知識を紹介するものでも、医学的な根拠に基づいたものでもありません。一人のパイロットの健康観と経験を述べたものです。

医療界では、ＥＢＭ（Evidence-Based Medicine：根拠に基づく医療）といって、多くの根拠に基づく医療が重要とされています。この本は、私という一人の人間の健康観と、それに基づく心がけと経験を述べているにすぎません。医療の専門家からすれば、それは根拠には基づいていない、そんなことはあり得ない、とご指摘を受ける箇所もあるかもしれません。

しかし、健康の維持にとっては一般社会に比べて過酷な条件のなかで、半年に一度の厳しい航空身体検査に不合格になったことはもちろんのこと、42年間にわたって病気で休んだことも、自己都合でスケジュールを変更したことも一度もない、ということも事実です。

これは、今までもなく、おそらくこれからも破られない記録だろうと思います。

この事実を、こうして本に著して紹介する目的は、普通の人間でも、正しい知識と自分なりの健康観、そして明確な目標をもって、その目標に向かって自分をコントロールしながら、健康的な生活習慣を作っていけば、健康で充実した人生を送ることは決して難しいことではない、ということを多くの人に知っていただくためです。

私の健康管理のノウハウは、危機管理をベースにしています。危機管理の手法は、危機の未然防止と、危機に遭遇した際には最悪の事態を避けることです。これは、機長に課せられた最大の責務でもあります。

したがって、健康管理のベースも、病気にならないこと、事故に遭っても怪我をしないこと、万一病気になっても最悪の事態にならないこと、寿命がくる前には絶対に死なないこと、この4つに集約されます。その他は、自分なりの多様性のある健康観に基づいて、生き甲斐を感じながら、健康ライフを生きることです。

ここで、もう一度お伝えしたいことは、「安全も健康も、そして年齢も自分で決める」ということです。特に「年齢だって自分で決められる」という、この姿勢、生き方こそが、すべての人の共通の願いである「健康で長寿」につながるものと、私は確信しています。

末筆になりましたが、この本の出版に際しては、前著『機長の「集中術」』同様に、阪急コミュニケーションズ書籍編集部の土居悦子さんに大変お世話になりました。この場をお借りして、厚く御礼申し上げます。

小林宏之

2010年9月17日

小林宏之（こばやし・ひろゆき）

1946年、愛知県新城市生まれ。

68年、東京商船大学航海科を中退し、日本航空入社。81年、機長昇格。飛行技術室長、運航安全推進部長、運航本部副本部長などを歴任。2006年10月に定年退職するが、翌11月より広報部付機長、2010年3月、引退。日本航空が運航したすべての国際路線を飛んだ最初で最後の機長であり、"グレートキャプテン"と呼ばれる。

機長時代より大学、医療機関、原子力関係機関、その他の企業・団体などで「危機管理」「リスクマネジメント」「ヒューマンエラー対策」等の講演多数。現在は危機管理・リスクマネジメントの専門家、航空評論家として活躍。

著書に『機長の「集中術」』（阪急コミュニケーションズ）がある。


オフィシャルサイト●kobayashihiroyuki.com（講演依頼等も随時受付）

機長《きちょう》の「健康術《けんこうじゅつ》」

2010年10月28日　　初版発行

著　者……………小林宏之
発行者……………五百井健至
発行所……………株式会社阪急コミュニケーションズ
〒153-8541　東京都目黒区目黒1丁目24番12号
［電話］販売：03-5436-5721
　　　　編集：03-5436-5735
［振替］00110-4-131334
印刷・製本………大日本印刷株式会社

ISBN978-4-484-10231-3